孕期女性

体育活动的健康促进研究

张红品◎著

中国纺织出版社有限公司

图书在版编目（CIP）数据

孕期女性体育活动的健康促进研究/ 张红品著. --
北京 ： 中国纺织出版社有限公司,2020.7
　　ISBN 978-7-5180-7364-1

　　Ⅰ.① 孕⋯ Ⅱ.①张⋯ Ⅲ.①妊娠期-体育锻炼-研
究 Ⅳ.① R715.3

中国版本图书馆CIP数据核字（2020）第075981号

责任编辑：樊雅莉　　责任校对：王蕙莹　　责任印制：王艳丽

中国纺织出版社有限公司出版发行
地址：北京市朝阳区百子湾东里 A407 号楼　邮政编码：100124
销售电话：010—67004422　传真：010—87155801
http: //www.c-textilep.com
中国纺织出版社天猫旗舰店
官方微博 http://weibo.com/2119887771
三河市宏盛印刷有限公司印刷　各地新华书店经销
2020 年 7 月第 1 版第 1 次印刷
开本：880×1230　1/32　印张：8.25
字数：250 千字　定价：58.00 元

前言

　　妊娠期，为适应胚胎及胎儿生长发育的需要，孕妇体内各系统发生了一系列的生理变化，体重逐渐增加，身体活动幅度和运动强度也逐渐受限，运动风险逐渐增加。众所周知，孕妇进行适当的体育活动对其健康及生产是有利的，但如何科学地选择体育活动的方式、强度、时间等是有学问的。

　　本书以教育部人文社科课题《基于Pender健康促进模式的孕期职业女性体育健康促进研究》（18YJA890018）为依托，从孕期体育活动与母婴心血管健康、呼吸健康、神经健康、免疫健康、骨骼健康以及子代健康、围产结局以及妊娠期常见并发症等方面进行归纳分析，并提出建议，旨在为促进孕期女性的健康提供参考依据。

　　本书撰写过程中参考了大量文献，在此对作者表示感谢，如发现本书内容有疏漏或瑕疵，欢迎批评指正。

著者

2019年10月

　　孕期，对于女性来说是一段独特的生命周期，孕妇往往与健康从业者会有更多的交集，因此这段时间，是对其生活方式进行良好干预与引导的理想契机。过去大众认为，在孕期从事体育活动对于胎儿是不安全的，还会造成孕妇骨骼肌损伤，目前大量的科学文献证明这种观点是错误的。诸多的证据表明，在孕期从事适当的体育活动对母婴都有利且必要，其对孕妇骨骼肌的伤害也可以避免。

　　对于不经常运动的孕期人群和正常人群来说，久坐已被证实对健康有害，减少一天中久坐的时间很重要。此外，一天里进行适当的体育活动可以预防肌肉过度紧张，缓解下背疼痛，对于孕妇更能预防血栓，增强血液循环。大量证据表明，健康科学的饮食配合适当的有氧及抗阻类体育锻炼可以减少妊娠期糖尿病和高血压的发病概率，同时可适当控制妊娠期体重的过度增加。

　　孕期是对生活方式进行健康干预的理想时期，通过母亲一方的努力，就可以减少两代人患各类慢性病的风险。通过医护人员与体育专业人员的指引，进行合理的多方面的运动，可对孕期女性身体健康产生良好的影响。本书是作者对孕期女性体育健康促进多年研究的总结，对指导孕期女性科学的体育锻炼有积极的指导作用。作者及其科研团队均为长期从事孕期女性体育健康促进研究的专家，承担了该方向的多项教育部及省部级课题研究，已取得多项研究成果。希望作者及其团队在此科研道路上继续不懈努力，为促进孕期女性健康做出更大贡献。

苏州大学教授

王瑞群

2020年1月28日

目录

第一章

孕期体育活动与胎儿心血管健康

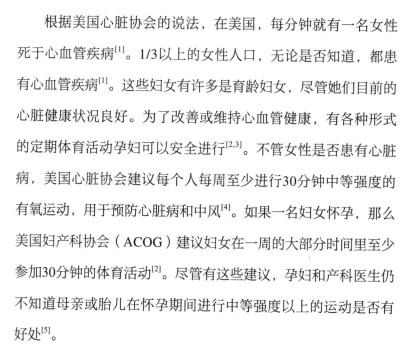

根据美国心脏协会的说法，在美国，每分钟就有一名女性死于心血管疾病[1]。1/3以上的女性人口，无论是否知道，都患有心血管疾病[1]。这些妇女有许多是育龄妇女，尽管她们目前的心脏健康状况良好。为了改善或维持心血管健康，有各种形式的定期体育活动孕妇可以安全进行[2,3]。不管女性是否患有心脏病，美国心脏协会建议每个人每周至少进行30分钟中等强度的有氧运动，用于预防心脏病和中风[4]。如果一名妇女怀孕，那么美国妇产科协会（ACOG）建议妇女在一周的大部分时间里至少参加30分钟的体育活动[2]。尽管有这些建议，孕妇和产科医生仍不知道母亲或胎儿在怀孕期间进行中等强度以上的运动是否有好处[5]。

虽然一些妇女和保健服务者认为，以前不活跃的妇女应该避免在怀孕期间定期锻炼，ACOG指南却建议在妊娠期间活跃和先前久坐的女性要积极活动[2]。许多类型的运动被认为对母亲和妊娠期间胎儿是安全的[2,6,7]。此外，怀孕期间的锻炼与分娩时的并发症（如剖宫产）较少有关[8]。中等强度的有氧运动是安全的，可改善心血管健康[2]。目前有待讨论的研究表明，怀孕期间锻炼的妇女可能受益于多种方式，包括改善心血管健康[9]。此外，怀孕期间的有氧运动也可以改善胎儿的心血管健康[9-11]。本文将讨论女性及其后代对运动和怀孕的适应。具体来说，本文将讨论一般怀孕期间发生的心血管变化，怀孕对于急性运动的心血管反应，以及怀孕期间持续运动的适应性变化。分娩过程中这些变化的影响也将包括在内。因为母亲的锻炼似乎改变了胎儿心脏自主神经系统的发育[10,11]，本文将对胎儿心血管生理进行描述。胎儿一般的心血管发育会随着母体运动的急性变化而变化。胎儿对母体运动的缓慢适应，以及这如何受到锻炼类型和水平的影响将得到解释。另外，胎儿心脏的适应、同步、产程和分娩也将被解释。此外，母体运动也导致胎儿心脏自主神经系统[12,13]的发展变化，这些适应是如何持续到出生后阶段的。总之，本文将探讨与怀孕有关的母亲和孩子的心脏特异性适应，以及与怀孕期间运动有关的适应。

1　孕期母体的心脏健康

怀孕是妇女生活中令人兴奋的时期，有许多个人的变化，也有解剖学和生理上的变化，以支持不断发育的胎儿的代谢需求[14,15]。为了容纳发育中的胎儿，子宫扩大并允许建立短暂的血管，并增加流向胎盘的血流量[14]。随着妊娠期的继续，心血管系统必须适应胎儿胎盘单位和子宫扩大[15]的需要。为了适应这种增加的组织质量和代谢需求，女性心脏和血管系统必须有适应性变化。

就像非妊娠女性一样，心血管系统是一个适应能力很强的系统，它对生理变化和代谢刺激产生急慢性适应[16]。与非妊娠状态相比，妊娠期心血管的总体变化将在下文描述。同样，在休息时，妊娠与母亲心血管生理的正常变化有关，但也与急性运动有关，并与运动训练有关。这些变化可能因胎龄不同而不同。此外，除了怀孕期间的急慢性运动外，心脏和血管也会适应妊娠的自然变化。

为了保证孕妇自身组织的充分氧合、子宫增大、胎儿发育，孕妇的血容量必须增加。早在妊娠期6周，激素的变化就会引起血液学的改变，例如血浆和红细胞体积的改变[14,15]。血浆总体积的变化是通过增加雌二醇引起的[17]。雌二醇的增加激活肾素-血管紧张素-醛固酮系统，从而增加肾脏对钠的重吸收[17]，引起孕妇体内水的含量增加，保水率的增加使单胎妊娠血浆体积增加高达50%，对于多胎孕妇增加的更多[18,19]。人胎盘泌乳原刺激孕妇肾脏中的促红细胞生成素增加，使红细胞体积增加[20,21]。以怀孕前水平为基数，红细胞体积增加为25%至32%，且在妊娠结束时进一步增加[14,19,21]。然而，最初红细胞体积与血浆体积的这种不成比例的增加会导致妊娠期稀释性贫血以及血液黏度的下降[14,19,21]，从而引起其他循环细胞和蛋白质的血液学变化。例如，白细胞通常在妊娠晚期增加，而血浆白蛋白则减少。虽然血小板计数与非妊娠状态相似[21]，但促凝因子和纤维蛋白原的增加使妊娠成为血栓前状态，这增加了血栓栓塞的可能性[14,22]。

当血细胞和血容量发生变化时，母体子宫血管系统正在被重塑，而胎盘正在形成，以适应胎儿和适当的发育[23]。作为胎盘形成过程的一部分，滋养层细胞侵入子宫肌层的螺旋动脉[23]。胎儿滋养细胞侵入螺旋动脉导致动脉壁重组，因此，允许增加圆周直径，不允许发生血管收缩[23]。这增加了胎盘前血管的直径，从而降低了胎盘前血管阻力，增加了流向胎儿胎盘单位的血流量[23]。根据动物模型，子宫动脉在妊娠过程中长度加倍，有效地使子宫血管阻力加倍[23]。相反，子宫动脉直径在怀孕期间也增加了一倍，从而降低了16倍的阻力[23-28]。总的来说，长度和直径的翻倍，加上血液黏度的降低，子宫血管系统的阻力降低了8倍以上，从而增加了子宫的血流量，除了胎盘前脉管系统的变化，还增加了胎儿胎盘单位的血流[23-25, 27, 28]。

随着怀孕的发生，全身血压也发生了变化。孕酮、一氧化氮、松弛素和前列腺素的增加导致血管松弛[15,29,30]。因此，血管壁的直径增加导致全身血管阻力降低[15]。全身血管阻力在怀孕第1个和第2个月维持很低，然后在第3个月开始增加[15]。在具有双胎妊娠的妇女中总的血管阻力减少[31]。随着血容量的增加和血管阻力的变化，母体器官的血容量分布也不同。例如子宫、肾脏、皮肤、乳房和肠道血流量相对于怀孕前的分布有所增加[21]。尽管全身血管阻力降低，尤其是皮肤和肾脏的血管阻力降低，但由于心输出量增加[31-33]，平均动脉压仅略有下降[34]。到孕中期，平均动脉压降低 $5 \sim 10 mmHg$。随着妊娠的进展，动脉压将逐渐增加到孕前水平[32]。

由于这些变化，孕早期母亲的收缩压可能低于怀孕前的水平，但通常在怀孕前和怀孕期间稳定[34]。这些变化，特别是降低血管阻力，导致舒张压下降，直到妊娠晚期或妊娠中期开始上升[34]。这些血流动力学改变对于建立循环储备以在静止和活动期间向胎儿提供营养物和氧气是必须的。

除母体血流动力学适应外，孕母心脏在位置、解剖、生理等方面也发生了变化。例如，在怀孕期间，心脏被推到稍微不同的位置。由于子宫室扩张，隔膜向上移位4厘米[35]，这种位移导致心脏向上推动并向前旋转[14]。这种解剖上的变化可以被标注为心电图左轴偏移[36]。

在大约4周的妊娠期，产妇的心率高于怀孕前的水平，并在妊娠后期[15,37]继续增加。为了适应增加的血流量和血容量，心脏功能会发生一些改变，如孕妇在安静时心率会增加[38]。整个妊娠期通过交感神经张力增加[39]和副交感神经张力降低而增加心率[40,41]。这些自主神经平衡的变化可以通过降低产妇心率变异性来观察[41]。心率变异性是由副交感神经和交感神经系统控制的心脏周期的节拍来确定。在非妊娠状态下，心率变异性降低与高血压[42]、心率升高[43]和心脏病有关。然而，在怀孕期间，这是常见的适应性变化。在典型的妊娠中，这种自主神经平衡的变化是随着妊娠而进行的。例如，随着怀孕时间的延长，心率逐渐增加，心率变异性降低就是证明。虽然这种变化类似于心脏病所见的变化，但这些变化是对不断变化的母体生理的补充。然而，这种需求的增加和补偿性的改变可能会对不健康妇女的心血管系统造成足够的压力，使其在怀孕期间出现心脏病的症状，如妊娠期高血压。

由于单是心率的增加并不一定会引起心输出量的增加，因此必须发生其他心脏变化。在妊娠期间，心脏经历可逆性和生理性肥大，或肌肉质量随心脏几何形状的变化而增加，以补偿心脏增加的预负荷[44]。发生偏心性肥厚[45]，室腔尺寸随心肌壁厚度成比例增加[46]，类似于运动训练中的肥大[47]。这可以通过增加左心室质量来证明[48,49]。与病理性肥大不同的是，在妊娠的生理性肥大过程中，心肌细胞的长宽比保持不变[50]。

妊娠期产妇心率增加会影响充盈时间和每搏输出量[15]。较高的静息心率导致较短的心脏周期，从而减少舒张期充盈时间[15]。为了保持足够的充盈和输出，心脏必须进行补偿。每搏输出量由3个因素控制：前负荷、后负荷和收缩能力[15]。每搏输出量在怀孕期间也会增加，这是由于血管阻力降低和血容量增加引起的前负荷增加[24,51]。此外，由于血管阻力降低[37]，妊娠后负荷降低。心脏收缩性在怀孕期间增强，表现为心室肥厚的改变，心肌细胞长度和大小的增加，以及增加心肌纤维缩短速度[45,46,48,49,52]。增大的心室质量和扩大的瓣膜直径允许增加舒张末期心脏容积，特别是考虑到缩短的充盈时间[48]。虽然母体心脏扩张，但由于舒张末期心脏体积和心室肥大的变化，射血分数保持不变[14]。因此，代偿机制增加了孕期的心率和每搏输出量。

随着每搏输出量的变化和心率的增加，孕妇在怀孕期间的心输出量将明显增加[31,52]，这是很直观的。这些心输出量的增加，主要是由于每搏输出量的增加早在妊娠6周就开始，并持续到妊娠晚期[31,33,37]。在双胎妊娠期间，心输出量的增加甚至更大[31]。到孕中期，每搏输出量增加了约10%，心率增加了约20%，心输出量增加了30%～50%，比妊娠前水平增加了30%～50%[32,37,53]。随着妊娠的继续，支持子宫和胎儿胎盘单位的心输出量的比例大大增加。心输出量的分配比例从开始的3.5%，增加至12%～25%[14,54]。在妊娠第三个月中，在增加的左心室容积中观察到孕妇心脏工作增加的证据。尽管平均动脉压降低，但血管的工作证明母亲心脏极大地增加了其工作量，尤其是在晚期妊娠中。随着这些变化，心脏射血分数似乎会增加，以帮助增加组织需求，然而，在怀孕期间，心脏射血分数并没有明显变化[33]。

与运动的信号机制不同，妊娠期心肌肥大的信号可能来自循环性类固醇。例如，孕酮在怀孕期间升高，直到分娩才恢复正常[55]。此外，孕酮还与母体心肌蛋白合成增加[56]和母体心肌细胞肥大有关[46]。与运动诱导的心脏肥大相似，通过卵磷脂-3-激酶（PI3K）途径的下游靶点，具有良好收缩性的介导心脏肥大的信号传导途径是KT和其他下游分子，如GSK 3β[46,57-59]。

随着前负荷、后负荷和收缩力的增加，心肌对氧和血流量的需求也大大增加。例如，在运动训练中，心脏适应包括增加的氧化能力，增加的线粒体酶活性，并增加脂质代谢，作为心脏慢性容量超负荷的生理补偿[60]。虽然对妊娠期心脏代谢领域的研究有限，但也注意到了一些变化。例如，怀孕与碳水化合物代谢的贡献增加有关，尽管碳水化合物途径的基因并没有改变怀孕前的状态[60]。此外，调节脂肪酸氧化的基因在妊娠晚期会减少[60]。然而，线粒体的数量在怀孕中期增加[16]。虽然从脂肪酸氧化到葡萄糖代谢的转变更接近病理反应，但线粒体的增加类似于运动反应以及其他代偿机制（即生理性肥大），表明这种差异更有可能不是病理性的。虽然怀孕期间代谢条件的发生率表明，这种反应很容易在怀孕期间从生理转变为病理[61]。

怀孕似乎对搏动的母性心脏是一种生理上的负担。为了确保怀孕不会给女性心脏带来负担，研究人员测量了左心室压力。发现，尽管整个妊娠期母体心脏做功增加，但左心室压力降低[33]。尽管代偿机制增加了每搏输出量和心输出量，但怀孕期间心脏压力的减少很可能是由于左心室重量（肥厚）和左心室内径增加所致[51]。这种左心室肥厚是偏心的，表现为心室壁扩大，以增加左心室的大小和体积[33]。球度指数用于确定心室腔的几何形状，并与室壁张力和应力有关，此指数可作为心室功能的预测指标。左室肥厚和球度指数的变化是短暂的，并在产后恢复到孕前值[33,51]。此外，心肌肥厚和收缩增加了心肌对氧和血流量的需求，这在生理上是必须解决的问题。妊娠与许多血管生成因子如PGC-1α、血管内皮生长因子A（VEGFA）、血管生成素-1和成纤维细胞生长因子2的增加有关[16]。因此，妊娠与每个心肌细胞毛细血管密度增加有关[58,62]。妊娠引起的心脏适应性与运动引起的生理性肥大相比较更接近于病理性肥大[44]。

　　母体心血管系统对妊娠期生理变化的适应是从孕早期开始的一种表现。妊娠改变与心血管工作增加有关，但传统的收缩功能指标，如射血分数，在妊娠期是不变的。然而，母体心脏在其他方面经历了渐进的适应性重塑，从而提高了适应能力。正如在非妊娠状态下，心血管系统能够补偿增加的需求，如急性运动或体育活动。作为对持续运动训练的适应，心脏也会发生可逆的和生理上的肥大，就像怀孕期间表现的那样。由于重复的容量过载（增加的预负荷），运动训练的心脏增加了心室肌质量和心室大小[47]。

2　孕期的运动

美国运动医学院和美国心脏协会提倡体育活动，以帮助减少心血管疾病的风险和发生，特别是在妇女中[63]。此外，ACOG、疾病控制中心和美国运动医学院建议在怀孕期间进行体育活动[2,64,65]。这些指导方针倡议，妇女应在大多数情况下每周大部分时间内进行至少30分钟的中等强度运动[2,64,65]。

最初，人们对怀孕期间的运动和胎儿窘迫的发生有几种担心。例如，在非妊娠状态下运动会导致血液在内脏循环中的重新分布，例如从子宫到肌肉。中等强度运动时，内脏血流量可减少50%[66]。由于子宫是内脏血液供应的一部分，这种血液供应、氧气和营养物质的显著减少引起人们对胎儿发育的最初关注。然而，怀孕会引起产妇的深刻改变，以及胎盘血流动力学的改变。例如，在急性运动期间，子宫阻力没有变化[67]，脐血流阻力降低，胎盘循环改善[67,68]。无论孕妇怀孕前的活动水平（如久坐、中度活跃或高度活跃）如何，孕妇脐动脉和子宫动脉在剧烈运动时都是相似的。在运动期间和运动后，胎心是令人放心的[69]。这些急性反应与前面提到的增加血容量和增加心率的适应结合在一起，确保胎儿有足够的营养。这些适应使母体系统能够提供母亲所需的营养和氧气，以及胎盘的需要，最重要的是，提供正在生长的胎儿需要。一旦确定胎儿在母亲锻炼期间是安全的，而不处于窘迫状态，研究重点就转向孕妇不同运动方式时身体的变化以及怀孕期间运动的各方面益处。

3　孕期急性有氧运动的心血管反应

一次有氧、抗阻或拉伸训练的典型反应是降低每搏输出量（SV），维持心输出量，增加血压和血管阻力以及非妊娠女性的心率[70]。孕妇在运动中获得了与非妊娠女性相似的益处，她们对运动的急性反应基本上是因为妊娠而发生的生理和解剖变化[71]。例如，与非孕妇相似，急性有氧运动时心率会立即增加，这些即时的反应会维持流向母亲和胎儿的血液。为了维持母亲和胎儿的氧气，母亲的摄氧量随着运动的开始而增加[72]。此外，妊娠期的动静脉氧分压明显降低，进一步提示孕妇心血管系统在运动时维持胎儿胎盘单位的灌注[73,74]。有了这些变化，一旦有氧运动开始，收缩压和舒张压可能保持不变，甚至略有下降[72]。急性母体反应可能因运动类型（即负重、非负重）而不同，因为怀孕可能会增加关节的负荷。

为了确保给母亲和胎儿适当的营养和氧气，重要的是要注意子宫-胎盘-胎儿单位的解剖变化。随着子宫从盆腔扩张到腹腔，血流受阻的可能性增加。妊娠头3个月后，建议孕妇避免仰卧，因为这样会导致子宫扩大，有效地压迫下腔静脉，有效阻止血流回到母性的心脏。由于下腔静脉位于中线右侧，所以建议孕妇采用左侧卧位，以避免减少流向心脏的血流量。此外，血管阻力降低有时会对周围的血流回流产生不利影响，而肌肉泵机制有助于维持静脉回流，因此不建议孕妇站着不动[75]。早孕后仰卧位和静止站立会导致静脉回流至母体心脏的血流量和心输出量减少，这会导致低血压和头晕。怀孕会导致血容量增加，但在孕中期和孕后期[24,76]，血压通常在正常（怀孕前）范围内[24,76]。

4　孕期急性抗阻运动的心血管反应

研究表明，对母亲和未出生的孩子进行急性抗阻训练是安全的[71,76,77]。运动期间的反应，孕期女性和非孕期女性类似，血压都升高，但只有孕期女性心率会增加[76]。在妊娠晚期的急性力量锻炼过程中，产妇心率和血压增加类似于非妊娠[76]。此外，孕妇血压在急性抗阻运动之前和之后没有显著差异[77]。

5　孕期急性组合锻炼的心血管反应

无论急性运动是有氧运动还是抗阻运动，产妇的血压在运动前后都是相似的[78,79]。此外，产妇血压反应与非妊娠反应相似。考虑到这一点，将有氧运动和抗阻训练结合在一起的组合训练似乎不应该对母亲或胎儿造成生理压力。因为单独的有氧运动在怀孕期间是安全的，单独的抗阻运动也是安全的，因此它们的组合训练应该也是安全的。

怀孕期间参加循环锻炼对产妇健康的急性反应还没有报道。根据目前的研究结果，母亲的心率和血压在不同类型的运动中是相似的[80]。无论运动类型如何，所有妇女对运动的反应都会引起心率增加的急性反应[80]。更重要的是，很明显，母亲对运动的急性反应，无论是哪种类型，都类似于非妊娠状态，而且在怀孕期间是安全的，不会损害胎儿和胎盘。

由于运动的益处不会从一次运动中实现，所以持续锻炼是很重要的。这一概念在怀孕期间也是正确的。因此，怀孕妇女在一周中的大部分或全部时间应进行身体锻炼。有了这一声明，就必须认识到孕妇在怀孕期间因长期锻炼而发生的适应情况。

重要的是要了解在怀孕期间对慢性有氧运动的适应是否与非怀孕人群相似。在左心室功能正常且未怀孕的人中，定期有氧运动对心血管的好处包括降低静息心率，降低血压，增加心输出量，和生理性心肌肥大，俗称运动员心脏。轻体重与血容量之间有直接联系[81]，此外还与持续体力活动有关。活跃的妇女血容量较多[82]。

6　孕期持续有氧运动的心血管适应

持续有氧运动适应归因于母体心脏自主控制的改善。自主神经平衡可以通过心率和心率变异性的分析来进行非侵入性测量[83]。常规有氧运动的另一个训练反应是降低心率和增加心率变异性。上述指标表明，心脏更健康，工作效率更高。与非怀孕状态类似，孕妇在整个妊娠期有规律的有氧运动对整个妊娠期的心脏输出量以及心率变异性都有影响[84-87]。Santos等人[88]发现超重孕妇实行有氧运动训练计划后最大有氧能力得到改善。此外，在怀孕期间开始锻炼计划的久坐妇女在怀孕期间心血管功能能得到改善[71]。

然而，无论有氧训练的强度有多大[79,84]，在整个妊娠过程中，血压并没有明显的变化。此外，与那些在怀孕期间不定期锻炼的孕妇相比，经常锻炼的孕妇的心率更慢，心率变异性也更大[89]。长期定期有氧运动的保护作用似乎是由于自主神经系统平衡的改变。长期有氧训练增加了副交感神经的控制，从而降低了休息时的心率，增加了心率变异性[90]。通过降低心率和增加心率变异性，运动对高血压和高血压前期患者的静息血压是一种有效的干预措施[911]，孕期高血压可能导致子痫前期和HELLP综合征[92]。因此，孕期定期进行中、高强度运动可能是妊娠期发生高血压、子痫前期和HELLP综合征的有效预防措施。

7 孕期持续递增负荷运动的心血管适应

有一些研究集中在怀孕期间的抗阻训练上。在非妊娠状态下，持续阻力运动与静息心率和每搏输出量有关，与训练前相似，血压可能不变，也可能降低[93]。O' Connor等人[77]对孕期女性进行为期12周的低强度到中等强度的抗阻训练，发现孕妇静息血压从妊娠12周开始到结束没有明显的变化。这种心血管对抗阻运动的反应类似于非妊娠状态，此外，在妊娠12周，孕妇能承受的外部负荷逐渐增加，这表明产妇的力量随着时间的推移而增加[77]。一名肥胖孕妇完成的个案研究发现，第二次和第三次运动中使用中等强度递增阻力训练[94]，当孕妇体重增加时，其BMI下降，训练量增加58%，但没有进行心血管健康测试[94]。从这些结果可以看出，怀孕期间适度的递增抵抗训练是安全的，有利于孕妇的健康。同样，Barakat等人[95]报道，正常体重孕妇进行持续性抗阻训练时，体重增加或分娩类型与不运动孕妇无显著性差异。根据目前的证据，作为一种独立的锻炼方案，递增抗阻训练对改善孕妇健康是安全有效的。

8 孕期持续组合运动的心血管适应

有氧训练和抗阻训练的组合在妇女中越来越流行，甚至延伸到孕妇身上。有氧训练可以改善心血管健康和耐力，降低体脂百分比，而阻力训练则伴随肌肉体积和力量的增加而增加机体新陈代谢，从而帮助降低身体脂肪百分比[93]。妊娠期结合这些锻炼方式对孕妇健康的适应研究很少受到重视。

众所周知，对于参加递增负荷运动的孕妇而言，其急性反应类似于非妊娠状态。因为孕妇的反应是相似的，而且在怀孕期间是安全的，不影响胎盘体积。在怀孕期间，确定孕妇对组合（有氧和阻力）训练的适应是很重要的。很少有研究测量孕妇在怀孕期间接受组合训练后的长期适应和健康结果。一项研究测量了怀孕期间的组合训练后的妊娠结局[96]。这项研究包括1分钟热身，然后是力量和柔韧性练习，最后是有氧运动。虽然这项研究没有研究心血管参数，却发现，完成较长时间锻炼的妇女在分娩时进行剖宫产的可能性较小，住院时间与根本不锻炼的妇女比较也较短[96]。Price等人[97]对妊娠中期和晚期参加组合训练计划的孕妇进行心肺功能测试，在孕期的每一次测试中，运动组在2英里步行功率测试中，心肺功能均高于对照组，且在孕晚期有显著性差异[97]。综合来看，怀孕期间的组合训练方案能让产妇的心血管产生适应性反应，对孕妇有益。

到目前为止，研究发现母亲对有氧运动、抗阻运动和组合运动的心血管反应是积极的。

目前正在进行一项对怀孕期间各种运动的长期适应的研究。本研究发现，随着妊娠的进展，静息心率和收缩压逐渐增加。在怀孕期间进行运动会降低收缩压，而无论是否参加运动计划，在怀孕期间不进行运动的妇女的收缩压均较低[87]。这一发现表明，在整个妊娠期参加任何运动的妇女心血管功能都有改善。这可能是由于后负荷减少（血管阻力降低）或SV增加所致，也可能是由于整个怀孕期间的锻炼引起的SV的增加[98]。

9　运动训练后阵痛和分娩时的心血管反应

正常情况下，在阵痛和分娩期间，由于宫缩从子宫进入体循环的血液会增加[99]，这增加了前负荷，引起SV增加，从而增加分娩期间的心输出量[99]。除了增加心输出量外，自主神经控制也可能有变化，这种变化导致心率、收缩压和舒张压增加[99]。由于锻炼，孕妇生理的这些变化有助于全面改善孕期的健康状况，但也可能在其他方面有所帮助。例如，在阵痛和分娩的压力下，改善心血管健康可能是有益的。在分娩的第一阶段，SV增加导致心输出量增加30%[100,101]。分娩期间疼痛和焦虑的增加会导致交感神经兴奋性增加，进而导致血压和心率的增加[102,103]。然而，在分娩的第二阶段，尤其是在宫缩同时产妇位置被固定时，产妇心率反应的结果有更大的差异[99-101,103-108]，第二产程增加的心输出量导致血压升高[102]，虽然这种升高因为孕妇采用左侧卧位而减弱[104]。

怀孕期间运动的妇女与不运动的妇女在产程中的心率没有

差异[109]，然而，与怀孕期间不活跃的妇女相比，怀孕期间进行体力活动的妇女在分娩期间使用的心率储备（即较少的努力）较少[110]。这表明，怀孕期间锻炼的妇女心血管系统可能更能适应分娩时的强度和持续时间[110]。这些发现再加上锻炼妇女剖宫产的可能性降低[97,111,112]，表明在怀孕期间保持活跃的妇女通常需要较少的侵入性手术和较少的监测。

相反，未受过训练的妇女在分娩时生理上感知到的强度和应变增加了阵痛和分娩期间的心血管风险[110]。一项研究指出，与不运动的妇女相比，锻炼的妇女在分娩期间的感觉劳累程度较低[113]。无论如何，怀孕期间的训练使身体活跃的妇女能够通过更快的分娩和康复来应对分娩和分娩的压力[66,111,114]。此外，怀孕期间的训练可能对胎儿有好处。

10　孕期的胎儿健康

为了了解妊娠期母体运动的益处和胎儿心脏的适应性，我们必须了解妊娠期正常的胎儿心脏发育。胎儿心脏细胞在妊娠21天左右开始跳动。在发育的第5周左右，心脏通过新形成的血管单项泵血，心血管的尺寸像个小写字母"o"。在接下来的4周内，心脏血管将折叠、扩张、分隔（分裂），并开始像成人的心脏。在发育的第9周，胎儿的心脏大约有一颗小豌豆那么大，每分钟跳动120～180次[115]。这种搏动速度部分是由于缺乏自主神经支配，以及心肌细胞中钙的清除速度较慢[116]。胎儿心肌的功能神经支配在孕晚期开始[83]，而钙处理的成熟发生在出生之后[116]。

除了发育过程中缺乏初始自主神经支配外，胎儿心肌和成人心肌还有其他关键差异。例如，胎儿心肌的收缩组织水平在发育过程中是不同的[116]。相对于成年心肌，胎儿心肌的收缩组织较少[116]。幸运的是，在发育过程中，胎儿心肌仍然有能力增加细胞数量，增生这种能力在出生后不久就会丧失[116]。收缩组织减少是胎儿心肌组织僵硬度增加的部分原因，从而损害了其大幅度增加SV的能力[116]。虽然胎儿心脏增加SV的能力是有限的，但它仍然有能力提高心率。

最常见的衡量胎儿健康的指标是心率及心率变异性。胎儿心率监测是产科最广泛使用的工具，以评估正常胎儿的氧合、压迫和一般健康[2]。甚至在使用超声波之前，胎儿的心率及其节拍变化，即心率变异性，已经成为临床评估胎儿健康状况的基础。由于心脏功能由自主神经系统调节，心率的记录及其变异性提供了自主神经系统发育和调节的证据[117]。胎儿心率和心率变异性根据胎龄而不同[118,119]，目前已知的影响心率和心率变异性的其他变量是尼古丁或其他药物的暴露[120]。同样，成年人的心率和心率变异性是生理健康、运动训练状况或病理学的非侵入性测量指标[117]，这些措施可用于胎儿类似的方式。

　　产科保健服务者使用胎儿心率作为胎儿健康状况的代表指标和胎儿窘迫的指标[121]。目前，产科医师使用胎儿心率和心率变异性来评估胎儿正常的神经系统发育。心率和心率变异性很适合于监测整个胎儿的健康发育，以及正常心脏自主神经系统的发育。利用这些措施可以检测到与孕妇变化有关的胎儿发育变化，如妊娠期糖尿病或母亲的体育活动[121-127]。目前的研究开始将心率和心率变异性作为神经系统发育的测量指标，作为未来健康或疾病的指标。此外，如果在子宫内可对心血管疾病进行编程，则需要调查身体活动对女性孕前和妊娠期间的影响。

　　最初，由于胎儿心脏体积小，心率快，位置不同，运动、活动状态以及设备能力的限制，很难检测胎儿心率。利用目前的技术，即便在胎龄早期，我们也有能力相当好地评估胎儿心率[128-130]。随着胎儿的成长，其心脏也会通过心肌细胞的增生迅速成长，直到胎儿出生为止[116]。随着妊娠期的进展，右心室和左心室舒张末期容积和收缩末期容积、心室质量、SV和心输出量稳步增加[130,131]。这些指标在妊娠中期以后急剧增加[130]。尽管右心室SV大于左心室，但是右心室和左心室SV的比率在整个妊娠期间接近1[116,130]。然而，到妊娠结束时，左心室SV会更多些[130]。整个妊娠期，心室之间射血分数是相似的，其在妊娠16周开始接近80%，并且在出生前大约为65%～70%[130,131]。

副交感神经和交感神经分支之间的自主神经平衡可以通过对成人、儿童甚至胎儿心率和心率变异性的无创性分析来测量[83]。心率变异性分析反映了心脑相互作用和自主神经系统动力学。心率变异性作为自主神经系统分析的指标（间接分析），有许多临床应用正在探索和应用于不同的人群，包括发育中的胎儿。

一般来说，正常的产前发育涉及胎儿心率的变化，表现为胎儿心率逐渐减慢，同时心率变异性增加[119]，这些变化是许多因素作用的结果：自主神经系统的全面产前发育，不断变化的内部生理需求，与宫内和外部环境的相互作用增加。作为产前发育的一部分，胎儿心率的降低和心率变异性的增加归因于自主神经的副交感神经和交感神经分支的发展。就生理需求而言，随着怀孕的进行，很多需求增加，例如胎儿苏醒和睡眠状态的增加、粗壮或精细的运动活动、眼动和呼吸运动都与胎儿心率和心率变异性有关[132]。一些影响胎儿的母体条件源于母亲，但会转化为宫内环境而影响胎儿发育。研究表明，母亲缺氧、体温过低、应激、放松或情绪状态都会影响胎儿心率变异性。此外，外界环境，如音乐或言语，导致振动声刺激，已被证明影响胎儿心率变异性[132]。

随着胎儿的发育，胎儿心率的降低与心脏时间间歇的变化有关，如PR间期的增加。因此，随着胎龄的增加，PR间期也随之增加[133,134]；反之，如果胎儿心率增加，PR间期就会减少，QRS复合波也会增加[134,135]。虽然孕龄和胎心率是PR间期的独立因素[134,135]，但我们发现与运动有关。胎龄增加确实缩短了心脏周期，但这并不总是影响PR间期[134]。收缩间期通常随胎龄增加而增加[136]。这些变化很可能是由于心脏增大，特别是心肌增厚和钙的处理，因为这将改变去极化和复极的时间[116,135]。如果是这样的话，就意味着在怀孕期间运动妇女的胎儿心肌大小会增加。

重要的是，大多数文献指出右心室在胎儿时期占主导地位[137]。左心室和右心室的心室容积、SV和心脏输出量相似，并且随着孕龄的增长而增加[137]。在胎儿发育期间[137,138]，右心室SV与左心室SV的比值仍接近1。右心室（收缩末期和舒张末期）容积大于胎儿发育期间左心室的测量值[137,139]。经调整胎儿体重后，发现心输出量不随胎龄的增加而变化[137]。这种缺乏改变的部分原因是由于与成人75毫升/（公斤·分钟）的休息水平相比，正常情况下胎儿的心输出量高［约250～300毫升/（公斤·分钟）］[140]。高血流量和心率使胎儿产生如此高的心输出量，也是维持胎儿耗氧量所必需的[140]。由于胎儿在妊娠期长得很大，所以心输出量应该根据胎儿的大小来调整[137]。胎儿射血分数随胎龄的增加而降低，左心室（72.2%）明显大于右心室（62.4%）[137,141,142]，这种减少可能是由于胎盘和发育中的心肌变化所致[137]。有结果表明，充盈波的峰值速度随胎龄的增加而增大，心室顺应性和舒张功能改善[137]。脐动脉所反映的负荷随胎龄的增加而降低[137]。这些措施可能有助于解释随着胎龄的增加而降低的射血分数[137]。

许多研究已经评估了孕妇急性有氧运动时的胎儿心脏反应，无论是步行还是骑固定自行车。要被归类为正常，胎儿的基线心率必须在110～160次/分，有中度（6～25次/分）胎儿心率变异性，没有减速[143]。

这些值对正常胎儿酸碱状态和良好的妊娠结局有很强的预测作用[143]。例如，次极量母亲运动后立即维持胎盘循环，胎儿颈内动脉平均速度增加，胎儿脑血管扩张[67]。其他研究表明，胎儿心血管系统（即胎儿心率）在母亲运动期间或在母亲运动后立即作出反应，但未超过正常限值[69,95,144,145]。例如，孕妇运动时胎儿心率会增加[66,144,146-148]。在母体运动的急性生理压力下，胎儿心率在30分钟或更短的时间内恢复到基线水平[66,144,146-148]。此外，运动前和运动后测量的心率变异性有显著性差异。结果表明，一次高强度的母亲有氧运动不会增加胎儿窘迫的发生风险。孕妇运动前后的胎儿监护没有发现胎儿窘迫和不良结果[69]。

一些研究发现，在产妇锻炼期间或之后胎儿心率没有变化[67,149,150]。另一些研究发现，产妇一次锻炼后就出现了胎儿心率下降[145,147,148,151]。Manders等人[147]研究发现，心动过缓的发生率高达89%~99%，并伴随着胎儿心率变异性的降低可以持续20分钟，无肢体及呼吸活动。但在Watson等人[148]的研究中，胎儿心率减慢是短暂的，接下来，胎儿心率会在原来的基础上增加10次/分。Jovanovic等人[151]的研究也发现，胎儿心率在母体运动时是下降的，但在运动后会立即增加。这些发现描绘了胎儿对母亲运动的反应，但没有反映胎儿窘迫。无论受孕前的健康水平如何，大多数研究发现，一次剧烈的孕妇有氧运动会引起胎儿心脏反应的增加[66,144-147,152-154]。大量证据表明，孕妇适度或剧烈的有氧运动对胎儿是耐受性的，不会对胎儿心血管产生不良影响[144]。到目前为止，还没有胎儿窘迫与产妇锻炼有关的报道[144,155]。经验证据表明，怀孕期间与母亲锻炼有关的异常胎儿心脏模式的发生率降低[98,155-157]。有趣的是，虽然产妇的平均最高心率在两次运动之间是相似的，但在平稳循环后胎儿心率的变化要比游泳时大[148]。这一差异可能是由于在自行车运动中绝对耗氧量高于怀孕期间跑步机上的相同负荷[158]。虽然大多数研究结果表明，孕妇的急性运动与胎儿心率的增加有关，但到目前为止，似乎还没有出现胎儿心率的增加与急性母体运动一致的趋势。然而，这些不同的发现很可能是由于方法上的差异，例如运动类型、母亲的位置、记录仪器、怀孕期间的时间和胎儿的活动状态。

　　胎儿心率增加是对母亲急性有氧运动最常见的反应，这种反应对胎儿意味着什么？首先，虽然孕妇锻炼后胎儿的心率有了短暂的提高，但研究人员注意到这与胎儿窘迫无关[144,155,159,160]。此外，孕妇运动可减少异常胎儿心脏模式的发生率[144,155,159,160]。孕妇急性有氧运动后即刻，观察到的胎儿心率增加伴随着较低的心率变异性[147]。这项研究注意到胎儿心率随着母亲运动水平的增加而增加[147]，这是一种类似于成年人在急性运动中所见的反应[161]。对于成人，该反应与刺激心脏的循环儿茶酚胺的水平有关，并导致心率增加和心率变异性降低。有趣的是，产妇儿茶酚胺也随着产妇运动水平的增加而增加，并可在羊水中进行测量[153]。目前的研究[71,114,125,162]表明，根据心率和心率变异性，母亲有氧运动对胎儿心脏是安全和有益的，更好地理解对胎儿生理心血管发育和功能的影响是有必要的，特别是因为它与其他类型的运动有关。

很少有人研究其他类型或模式的产妇训练（即抵抗或联合训练）对胎儿健康的影响。Hall、Kauffman[96]以及Barakat等人[95]发现孕妇力量训练过程中胎儿心率增加。Avery等人[76]对母体抗阻训练的前、中、后进行胎儿心率的测试，没有发现胎儿心率的改变。这种对母体抗阻训练的胎儿心率的反应类似于之前报道的对急性母体有氧运动的反应。但发现在母体完成更多训练阶段的胎儿在第1和第5分钟有显著的Apgar分数的提高[76,95,96]。类似于观察母亲有氧运动对胎儿结局的急性影响的研究。基于这些研究，胎儿能够很好地耐受剧烈的母亲力量锻炼，而且不会引起不良健康结局的风险。

既然单独的母体急性有氧运动和抗阻运动对胎儿是安全的，那么母体进行两种运动的组合训练，胎儿的反应应该是类似的。虽然初步的研究表明母体有氧和抗阻运动没有显著影响胎儿的发育，但两种运动的组合形式对妊娠结局的影响还有待进一步研究。

两种形式的结合运动，胎儿心脏对急性母体运动的反应值得关注。另外，还应观察持续运动，而不仅仅是急性运动。对于持续运动，心脏有明确的生理学反应，对成人是典型的，例如降低安静心率，增加心率变异性，增加安静时SV，对于成人和儿童可能可以降低血压[93]。如果胎儿对母体运动有急性反应，那么他也会有长期的运动适应吗？为了确定母体运动是否对胎儿有氧水平造成不利影响，Clapp等人[163,157]检测了羊水和脐带血的红细胞生成素水平，结果显示，运动孕妇和非运动孕妇检测的红细胞生成素水平没有显著性差异，因此，胎儿在母体持续的有氧运动过程中并没有发生慢性缺氧和心动过缓的危险[157]。

最近的研究发现，孕期母体常规的有氧运动会影响胎儿的总心率[76]。例如，在明确了胎儿活动状态和胎儿性别之后，怀孕36周的孕妇在怀孕期间参加有氧运动的胎儿心率降低，与未接受母亲锻炼的胎儿相比，心率变异性增加[162]，两组间交感神经和副交感神经的平衡类似，没有差异[162]。为了确定胎儿心脏是否具有生理适应能力，还可以进行其他测量，例如，SV、射血分数和心输出量都被用来测定心肌力量和正在发育中的胎儿心脏功能。

这些生理指标，如SV、射血分数和心输出量，可以很容易地在子宫内测量，但这些之前并没有与母体锻炼相联系。此外，超声心动图测量发现了其他对规律有氧运动的心血管适应。与其他发现相似的是，暴露于运动中的胎儿左心室测量值与非运动暴露的胎儿心脏没有显著性差异[80]。然而，在34孕周时，运动组与对照组在右心室SV和射血分数方面存在差异。虽然这些数值在统计学上没有显著性意义，但与对照组相比，运动妇女的胎儿右心室心输出量增加，表明心血管情况有所改善。我们的胎儿测量值在其他胎儿群体的正常范围内[131,138]。胎儿心脏的右侧优势与其他发现相一致[137]。在成年人群中，众所周知，运动训练可改善SV、射血分数和心输出量，这都有助于改善心血管健康[93]。虽然胎儿心脏受右心室功能支配，而不是左心室，但仍能在不影响发育的情况下进行功能改变。左心室心肌细胞和右心室心肌细胞的相对大小直到出生后1~4周，才能反映出生后左心室的优势[164]。在妊娠晚期（大于30周妊娠），自主神经系统开始在功能上支配胎儿心肌，并持续到产后[165,166]。因此，随着妊娠的进展（胎龄的增加），胎儿心率会下降，心率变异性会增加，心脏和自主神经系统发育是早期儿童健康状况的预测指标[165]。然而，胎儿有不同的活动状态，他的循环，就像我们一天中有活跃的时间也有安静的时间。考虑到这一点，在安静的活动状态下，胎儿会有较低的心率和较低的心率变异性；在活动状态下，与安静状态相比，胎儿具有更高的心率和更多的心率变异性。与对儿童或成人的研究类似，控制胎龄和胎儿活动状态等因素是必要的。一旦这些混杂变量被控制，那么寻找胎儿心率和心率变异性的差异就是可行的。

胎儿心率小于120 bpm称为心动过缓，心率模式与低心率变异性相结合，当胎儿心率持续降低时心率变异性降低，缺乏活动状态，表明自主神经系统发育不良，当胎儿暴露于致畸物中时，这些迹象就会出现。例如，暴露于慢性和高浓度酒精中的胎儿心率较低，心率变异性很小或没有[167]，而暴露于尼古丁中的胎儿心率较低，尼古丁可导致慢性血流减少和缺氧，心率和心率变异性差[168,169]。这些发现表明心脏自主神经系统发育不足，然而，它们一般是自主神经系统的代表，而自主神经系统是中枢神经系统的一部分，因此，具有低心率和低心率变异性的胎儿神经系统发育不良与不良的妊娠结局有关。一般来说，良好或更高的心率变异性是令人放心的，而低心率变异性应该引起关注。相反，如果在锻炼的情况下，胎儿心率会降低并伴有心率变异性增加，说明锻炼有益，因此，建议孕妇进行持续有氧运动，至少不会对胎儿自主神经系统的发育有害。参与体育活动的母体，其胎儿与未接受母体运动的胎儿相比，具有更低的心率和更高的心率变异性，这与接受运动训练或未接受运动训练的成年人的发现相似。运动文献表明，在成年人中，生理反应的大小随运动剂量（即运动时间或强度）的不同而变化[170]。为了确定胎儿对母体活动的剂量反应是否类似于成人对运动的剂量反应，进行了相关的研究，发现母亲的活动强度与胎儿心脏自主控制（即心率和心率变异性）有显著的正相关。此外，母亲体力活动的持续时间与胎儿心脏自主神经控制之间存在着同样的正相关和显著的相关性。对这些发现的一个可能的解释是与循环儿茶酚胺的数量有关，例如去甲肾上腺素，对运动的持续时间和强度以剂量反应的方式释放[170]。众所周知，去甲肾上腺素是胎儿心脏神经支配和成熟的关键，尤其是交感神经系统的发育[171-174]。此外，如果去甲肾上腺素水平在每一次母体运动中以剂量反应方式增加，穿过胎盘屏障，这一机制在整个妊娠期不断重复，然后这种重复的激素信号可能与胎儿自主发育的变化有关。这一变化的另一个潜在机制是母体系统在体力活动中的血流动力学反应的改变。因此，这是影响胎儿发育的另一个潜在刺激因素。这些发现应该引起公共卫生领域相关人士的注意。

　　一般来说，人们会选择不同类型的活动方式进行运动，在孕期也是一样。大多数妇女在怀孕期间参加有氧运动，然而，有些妇女也希望继续或开始一项力量训练方案。虽然这两种运动对胎儿来说都是安全的，但到目前为止，胎儿心脏自主神经系统发育的益处与孕妇有氧运动有关。为了确定在不同的母亲体育活动方式下，胎儿的益处是否存在或不同，我们进行了二次分析，发现在多变量分析中，抗阻训练与胎儿副交感神经发育显著相关[10]。此外，有氧运动与交感神经和副交感神经系统的发育有关[10]。因此，参与有氧或非有氧运动的时间与胎儿自主神经系统（交感神经和副交感神经）发育的不同增强有关。这些发现表明所有体力活动的固有特征（例如，强度、持续时间和血流动力学变化）影响胎儿心脏自主神经发育，母亲的有氧运动对胎儿的整体益处更好。然而，众所周知，非有氧运动与有氧运动有不同的生理上的改善，如运动能力、力量和健康相关的生活质量，以及减少脂肪质量[93,175-178]，因此一些妇女可能选择在怀孕期间同时进行有氧和非有氧活动，以最大限度地增加对胎儿心脏的益处。

　　与成年人不同，胎儿有练习呼吸运动的时期，也有没有呼吸运动的时期。胎儿呼吸运动对胎儿的肺、膈肌和中枢神经系统（即迷走神经和膈神经）在出生前发育的影响是较大的。在妊娠第3个月末，胎儿的呼吸运动应该增加，这被作为肺、膈肌和中枢神经系统发育正常的判断指标，涉及膈神经和迷走神经。由于解剖上的接近，涉及膈肌运动的呼吸速率影响着成年人的心率和心率变异性。例如，成年人呼吸速度慢与心率低和心率变异性增加有关[179]；相反，成年人呼吸速度高与心率高和心率变异性减少有关[179]。

由于母亲锻炼的胎儿心率较低，心率变异性增加[11,162]，这些差异可能是由于胎儿呼吸运动所致。众所周知，妊娠后期，正当胎儿横膈膜、中枢神经系统和心脏自主神经系统处于继续发育过程中，胎儿呼吸运动更频繁。为了研究胎儿呼吸运动的控制，对妊娠36周时参加体育活动的母亲和没有参加体育活动的母亲的胎儿进了比较研究[180]，结果表明：胎儿的所有控制呼吸运动的迷走神经（副交感神经）均有改善[180]。在胎儿呼吸运动期间，母体运动的胎儿较母体未运动的胎儿，心率变异性显著增加[180]。因此，当胎龄、活动状态、性别和胎儿呼吸运动指标一定时，母体运动的胎儿较母体未运动的胎儿具有显著改善自主神经系统的特征[180]。

为了确定母体运动或未运动的胎儿心肌是否存在差异，研究者进行了子宫超声心动图检查。发现，在34～36孕周，运动和不运动母亲的胎儿心脏检查没有显著性差异，但发现心率有差异。为了维持或增加心输出量，心脏的功能检查发现，两组每搏输出量有差异，但随着心肌结构和顺应性的不同，这项测量可能不会显示出明显的变化[116]。无论母体是否运动，胎儿左心室SV、射血分数和心输出量方面都没有显著性差异[80]。尽管左心室在出生后是主要的心室，但胎儿期情况并非如此。有趣的是，与对照组相比，运动组的胎儿右心室每搏输出量是增加的。大量的文献证明，胎儿右心室是占主导地位的，右心室的每搏输出量较左心室大[137,139,181-184]。先前的发现显示，胎儿右心室心肌细胞比左心室大，肌纤维的厚度、线粒体的数量和基质密度都比右侧增加[164]。

虽然我们没有发现胎儿心输出量的差异，但随着胎龄的增长，这一测量方法是稳定的[185]。此外，考量胎儿心输出量的大小应考虑胎儿体重，因为胎儿在妊娠期变化很快，但目前我们还没这么做[137]。随着妊娠的进展，左心室（72.2%）的胎儿射血分数降低，右心室（62.4%）的胎儿射血分数升高[137,141,142]。这种减少可能是由于胎盘、胎儿和发育中的心肌变化引起的[137]。研究显示，随着胎龄的增加，胎儿心脏灌注的峰值在增加[137]。总之，这些发现提示胎儿心脏在妊娠期间对正常母体运动产生了积极、良好的适应性。

有大量的研究记录了胎儿心率对母体体力活动的反应。有研究表明，孕妇经常锻炼的胎儿，其心血管自主神经系统得到改善，副交感神经和交感神经张力的改善就是证明[11,162]。如果是这样的话，那么体育锻炼和心血管适应的另一个指标是与恢复时间有关的。与未接受运动训练的人相比，接受过运动训练的人在承受身体负荷时，恢复到安静值的速度更快。根据目前的研究结果，与母体未锻炼的胎儿相比，在子宫内接受母体锻炼的胎儿可以更快地恢复到安静状态。关于这一点，Roldan等人[145]做了产妇步行试验后胎儿心率恢复时间的测量，研究发现，每一次产妇步行试验后，接受训练的妇女，胎儿心率恢复到基础状态的时间比未接受训练妇女的胎儿快。

然而，目前尚不清楚的是，锻炼者的胎儿对自然分娩的反应是否不同于非锻炼者的胎儿。由于怀孕期间锻炼的妇女的胎儿较不运动女性胎儿增加了自主神经系统的控制（如降低心率，增加心率变异性和射血分数），因此认为母体运动的胎儿在分娩过程中生理压力较小（心率较低，心率变异性较高）。另一项研究中，受过训练的妇女和未受过训练的妇女在胎儿心率、心率变异性反应和妊娠结局方面没有差异[109]。这种缺乏差异的原因大部分是分娩的因素。胎心率受出生部位的影响，在经典的仰卧位和侧位，胎儿缺氧似乎更少见，而坐位、站位，尤其是站位则更多[186]。每个分娩阶段的持续时间在女性之间可以不同，并且当女性被送到医院时可能处于不同的分娩阶段。尽管暴露于母体运动的胎儿没有在分娩过程中表现更好，但结果同样良好。

总之，这些研究表明，在器官生长发育的关键时期，发育中的胎儿心脏自主神经系统有规律地暴露在母体有氧运动中。运动在引导器官走向健康的发展轨迹方面可能有影响。然而，这种反应也可能是由于母亲的自主神经控制得到了改善，而胎儿变化仅仅是由于母体的心跳而引起的。

母亲和胎儿之间有明显的联系，这种联系是营养和气体交换所必需的。母体环境对胎儿的正常生长发育至关重要。生长研究表明母亲和胎儿之间存在生理上的相互作用[122]。与母体声音、神经系统或激素有关的许多联系可能会影响胎儿的发育。例如，基线皮质醇升高（即抑郁和焦虑）的妇女与基线胎心率平均值升高呈正相关[187]。

以往的研究已经证明胎儿和母亲心率是同步的。进一步的研究表明，胎儿-母体心率同步在母体快速呼吸时发生的频率较高，而在缓慢呼吸时发生的频率较低[188-190]。考虑到这一点，有研究对经常锻炼或不锻炼的母亲，检测其怀孕期间胎儿-母体心率同步的发生情况并进行分析，其中一项研究支持母体影响的观点，并进一步暗示孕妇有氧运动在同步方面有作用[132]。这些结果表明母体状况是影响胎儿心率发育的一个因素。母体呼吸频率越高，母胎心率同步性越高[189,190]。虽然这表明胎儿心脏系统对母体刺激的反应改变了心率，但并不能证明这种相互作用是否有助于胎儿神经系统的发育。

11　儿童的心血管健康

流行病学研究证实了这样的观察，即胎儿发育过程中的某些环境或营养暴露会增加老年期患各种疾病的风险，如肥胖症、心血管疾病等[191-194,195-199,200,201]。出生后的头5年，尤其是出生后的第1年，小儿有着非同寻常的解剖和生理变化。出生时，正常心率在每分钟100～160次[202,203]。新生儿血压为55/35～75/45 mmHg[204]。新生儿SV仅为5毫升，心输出量为700～800毫升/分。作为心脏自主神经系统发育的一个指标，心率变异性甚至在出生后的第1个月也会急剧增加[205,206]。当孩子的身体成长时，心肌细胞增加30～40倍[116]，血管系统变长。由于心肌纤维收缩能力的增加，心肌正在发生变化，从而能够更有效地泵血。在最初的12个月内，这些生命体征发生了改变，静息心率范围降为60～120PBM，血压范围为80/55～100/65 mmHg[203,204]。到了1岁的时候，儿童的每搏输出量增加了一倍多，达到了大约13毫升，而心输出量几乎翻了一番，达到1300～1500毫升/分[207]。儿童期心率将继续下降，每搏输出量、心输出量和血压增加，在20岁左右达到成人水平[204]。

大量的研究都支持产前编程的理念，也称为子宫起源假说。该假说认为子宫内环境对胎儿发育会产生影响，使得这些差异在出生后和整个寿命期间都具有影响[192,193,195,208]。越来越多的研究表明，身体活动有利于胎儿心脏自主神经系统的发育。根据产前规划假设，合理的建议是，在怀孕期间参与活动可能对生育后的后代产生有益的影响。先前的研究结果表明，在怀孕期间母亲经常进行锻炼的胎儿与不运动母亲的胎儿相比，心率较低，心率变异性更大[11,162]。母体运动的胎儿较不运动母体的胎儿出生后1个月有较低的心率和较高的心率变异性[13]。在1个月的婴儿中，副交感神经和交感神经平衡的测量在组与组之间是相似的[13]。此外，我们还发现母体体力活动量（持续时间和能量消耗）与36周妊娠期胎儿心脏自主神经测量结果之间的关系[209]。从产前到产后持续的低心率和较高的心率变异性与其他发现一致[165]，并支持产前规划健康的说法[210,211]。产前规划是由产妇和子宫内的积极影响（即体力活动）产生的，这一概念对产科服务者、孕妇和公众有着深远的影响。

与母体仅在产后运动的幼年雄性大鼠相比，母体运动的子宫内的雄性大鼠的心脏重量与之相似，毛细血管密度显著增加，心肌纤维数量增加，扩散距离减小[212]。此外，产前和产后运动的母体大鼠的子代，如果是雄性的，其心肌纤维密度、毛细血管密度、心脏纤维与毛细血管的比值、扩散距离等差异较大[213,214]。对于产前和产后的母体运动，Parizkova[213]认为产前运动比产后运动对后代心肌微结构的影响更大。此外，胎儿的生长发育会受到各种母体特征和行为的影响，包括运动会对儿童成长和发育带来持久影响[192,193,195,201,210]。这些影响包括在儿童期发展成某些慢性疾病的可能性，如肥胖、高血压、2型糖尿病、代谢综合征和冠心病，但也会延伸到成年期[192,193,195,201,210]。此外，产前和产后运动对心脏发育益处更大。

这些结果有力地支持ACOG和美国运动医学会的建议。美国心脏协会指出，每周至少应该进行3次，每次至少持续30分钟的中等强度运动。这些发现进一步支持胎儿生命规划的假说，以及出生体重与冠心病的关系的说法[192,211]。正如产前规划所表明的，环境因素在胎儿发育初期，特别是宫内生活，导致婴儿永久的生理性和代谢变化，深刻影响成人易患非传染性疾病的倾向。因此，由于心率变异性低与心血管危险因素有关，如糖尿病[215]、肥胖[216]和高血压[217]，是已知的心肌梗死的预测因子[218,219]，有规律的母亲体育活动可以作为改善心血管健康和结果的最早的干预措施。

一项研究集中在怀孕期间的体力活动与6岁以下后代的左心室超声心动图测量之间的关系[220]。在怀孕期间从事更多体育活动的母亲的孩子，其心脏体积尽管没有增加，但左心室射血分数增加了[220]。看来，在子宫内接触母亲身体活动的胎儿，儿童期可能会增加心脏收缩能力。这些发现表明，怀孕期间的锻炼促进了出生后和儿童早期心脏功能的改善。目前正在这些领域进行有关心脏发育和环境因素的研究，这些因素可以影响心脏的变化。

12　结论与建议

　　在正常妊娠期间有许多心血管变化，以适应这一时期发生的解剖和生理变化，如血液量、心率、每搏输出量等的变化，这对于满足不断发育的胎儿的代谢需求是必不可少的。这些心血管变化会随着孕龄的增加、胎盘的增大以及胎儿其他组织的发展持续进行。

　　女性心血管系统表现出适应急性运动生理变化的能力，与未怀孕状态类似。在整个怀孕期间，各种类型的运动已被证明对母亲和未出生的婴儿是安全和有效的，无论之前是否曾受过训练。怀孕期间锻炼的妇女多种方面都受益，包括改善心血管健康。不管以前的活动情况如何，女性心血管系统在剧烈运动时的心率和血流量都有类似的增加，怀孕的主要区别是血液流动和营养物质主要维持在子宫和胎盘内。随着持续的多种运动，孕妇也表现出改善心血管健康、降低心率和增加心率变异性的特性，这类似于非妊娠女性的训练适应。经过训练的孕妇心血管系统在分娩过程中表现出良好的适应压力的能力，并发症更少。

　　产前发育是心肌在发育过程中的关键时期。重要的是，母亲剧烈运动和非剧烈运动已被发现对发育中的胎儿都是安全的。此外，怀孕期间的锻炼也会改善胎儿和新生儿心脏自主神经系统的功能。胎儿和婴儿的受益程度与母体运动训练水平有关。此外，胎儿在怀孕期间的训练适应因母亲的锻炼方式不同而不同。即使在出生后，母体运动的益处对儿童仍然有效。这些对心血管有益的影响可以被看作是童年时期的事情。

母体心脏生理学有惊人的能力适应怀孕，以及在怀孕期间的运动。中等强度的运动是安全的，建议在怀孕期间可以进行。到目前为止，怀孕期间的锻炼已经证明对母亲的心脏健康、妊娠结局以及发育中的胎儿都是有益的。母体和胎儿心脏生理学证明了母体和胎儿能够适应因怀孕而引起的各种解剖、生理和激素变化，了解这一正常过程对健康的妇女很重要，可能有助于了解妊娠特有的疾病过程。

参考文献

[1]Assoication AH. Women and Heart Disease http://www.heart.org/ HEARTORG/ Advocate/IssuesandCampaigns/QualityCare/Women-and-Heart-Disease_UCM_430484_Article.jsp.[2014-7-28].

[2] ACOG Committee opinion. Number 267, January 2002: Exercise during pregnancy and the postpartum period[J]. Obstet Gynecol,2002,99:171-173.

[3]Kramer MS, McDonald SW. Aerobic exercise for women during pregnancy[J]. Cochrane Database Syst Rev 2006,19(3): CD000180.

[4]Association AH. Recommendations for Physical Activity in Adults http://www.heart.org/HEARTORG/GettingHealthy/PhysicalActivity/ FitnessBasics/American-Heart-Association-Recommendations-for-Physical-Activity-in-Adults_UCM_307976_Article.jsp [2014-7-27].

[5]Evenson KR, Pompeii LA. Obstetrician practice patterns and recom-

mendations for physical activity during pregnancy[J]. J Women's Health(Larchmt) 2010,19: 1733-1740.

[6]Bell B, Dooley, MM. Exercise in pregnancy[J]. Roy Coll Ob and Gyn Statement 2012,4:7.

[7]Wolfe LA, Davies GA, School of P, Health Education DoO, Gynaecology, Physiology QsUKOC. Canadian guidelines for exercise in pregnancy[J]. Clin Obstet Gynecol,2003,46: 488-495.

[8]Gavard JA,Artal R.Effect of exercise on pregnancy outcome[J].Clin Obstet Gynecol,2008,3(51): 467-480.

[9]Ramirez-Velez R, Aguilar de Plata AC, Escudero MM, et al. Influence of regular aerobic exercise on endothelium-dependent vasodilation and cardiorespiratory fitness in pregnant women[J]. J Obstet Gynaecol Res,2011,4(37):1601-1608.

[10]May LE, Suminski RR, Berry A,et al. Maternal physical activity mode and fetal heart outcome[J]. Early Hum Dev,2014,9(90):365-369.

[11]May LE, Suminski RR, Langaker MD,et al. Regular maternal exercise dose and fetal heart outcome[J]. Med Sci Sports Exerc, 2012,10(44): 1252-1258.

[12]May L,Suminski, RS.Amount of physical activity in pregnancy and infant heart outcomes[J]. JNeonat Biol,2014,3(5): 6.

[13]May LE, Scholtz SA, Suminski R,et al. Aerobic exercise during pregnancy influences infant heart rate variability at one month of age[J]. Early Hum Dev,2014,2(90): 33-38.

[14]Tan EK, Tan EL. Alterations in physiology and anatomy during pregnancy[J]. Best Pract Res Clin Obstet Gynaecol, 2013,8(27): 791-802.

[15]Torgersen KL, Curran CA. A systematic approach to the physiologic adaptations of pregnancy[J]. Crit Care Nurs Q,2006,11(29): 2-19.

[16]Chung E, Yeung F, Leinwand LA. Calcineurin activity is required for cardiac remodelling in pregnancy[J]. Cardiovasc Res, 2013,12(100): 402-410.

[17]Irani RA, Xia Y. The functional role of the renin-angiotensin system in pregnancy and preeclampsia[J]. Placenta,2008,7(29): 763-771.

[18]Bernstein IM, Ziegler W,Badger GJ. Plasma volume expansion in early pregnancy[J]. Obstet Gynecol,2001,8(97): 669-672 .

[19]Hytten F. Blood volume changes in normal pregnancy[J]. ClinHaemato,1985, 6(114): 601-612.

[20]Choi JW, Pai SH. Change in erythropoiesis with gestational age during pregnancy[J]. Ann Hematol,2001,9(80): 26-31.

[21]Peck TM, Arias F. Hematologic changes associated with pregnancy[J].Clin Obstet Gynecol,1979.11(22): 785-798.

[22]Heit JA, Kobbervig CE, James AH,et al, Ⅲ. Trends in the incidence of

venous thromboembolism during pregnancy or postpartum: A 30-year population-based study[J]. Ann Intern Med,2005,143: 697-706,.

[23]Osol G, Mandala M. Maternal uterine vascular remodeling during pregnancy[J]. Physiology 2009,6(24): 58-71.

[24]Clark SL, Cotton DB, Lee W, et al. Central hemodynamic assessment of normal term pregnancy[J]. Am J Obstet Gynecol,1989,7(161): 1439-1442.

[25]Khodiguian N, Jaque-Fortunato SV, Wiswell RA, et al. A comparison of cross-sectional and longitudinal methods of assessing the influence of pregnancy on cardiac function during exercise[J]. Semin Perinato,1996,4(120): 232-241.

[26]Palmer SK, Zamudio S, Coffin C, Parker S, Stamm E, Moore LG.Quantitative estimation of human uterine artery blood flow and pelvicblood flow redistribution in pregnancy[J]. Obstet Gynecol,1992,6(80): 1000-1006.

[27]Poppas A, Shroff SG, Korcarz CE, et al.Serial assessment of the cardiovascular system in normal pregnancy. Role of arterial compliance and pulsatile arterial load[J].Circulation,1997,8(95): 2407-2415.

[28]Wolfe LA, Ohtake PJ, Mottola MF, et al. Physiological interactions between pregnancy and aerobic exercise[J]. Exerc Sport Sci Rev,1989,8(17): 295-351.

[29]Carbillon L, Uzan M, Uzan S. Pregnancy, vascular tone, and maternal hemodynamics: A crucial adaptation[J]. Obstet Gynecol Surv,2000,7(55): 574-581.

[30]Conrad KP. Maternal vasodilation in pregnancy: The emerging role of relaxin[J]. Am J Physiol Regul Integr Comp Physiol,2011,20(301): R267-R275.

[31]Kuleva M, Youssef A, Maroni E, et al. Maternal cardiac function in normal twin pregnancy: A longitudinal study[J]. Ultrasound Obstet Gynecol,2011,8(38): 575-580.

[32]Pivarnik JM.Cardiovascular responses to aerobic exercise during pregnancy and postpartum[J].Semin Perinatol,1996,8(20): 242-249.

[33]Savu O, Jurcut R, Giusca S, et al. Morphological and functional adaptation of the maternal heart during pregnancy[J]. Circ Cardiovasc Imaging,2012,6(5): 289-297.

[34]Melchiorre K, Sharma R, Thilaganathan B. Cardiac structure and function in normal pregnancy[J]. Curr Opin Obstet Gynecol,2012,7(24): 413-421.

[35]Izci B, Vennelle M, Liston WA, et al.Sleep-disordered breathing and upper airway size in pregnancy and postpartum[J]. Eur Respir J,2006,7(27): 321-327.

[36]Pedersen H, Finster M. Anesthetic risk in the pregnant surgical patient[J]. Anesthesiology,1979,3(51): 439-451.

[37]San-Frutos L, Engels V, Zapardiel I,et al. Hemodynamic changes during pregnancy and postpartum: A prospective study using thoracic electrical bioimpedance[J]. J Matern Fetal Neonatal Med,2011,4(24):1333-1340.

[38]Wolfe LA, Preston RJ, Burggraf GW,et al. Effects of pregnancy and chronic exercise on maternal cardiac structure and function[J].Can J Physiol Pharmacol, 1999,6(77):909-917.

[39]Ekholm EM, Hartiala J, Huikuri HV. Circadian rhythm of frequency domain measures of heart rate variability in pregnancy[J]. Br J Obstet Gynaecol,1997,9(104): 825-828.

[40]Ekholm EM, Erkkola RU, Piha SJ, et al.Changes in autonomic cardiovascular control in mid-pregnancy[J]. ClinPhysiol,1992,11(12): 527-536.

[41]Ekholm EM, Piha SJ, Antila KJ, Erkkola RU. Cardiovascular autonomic reflexes in mid-pregnancy[J]. Br J Obstet Gynaecol,1993,7(100): 177-182.

[42]Schroeder EB, Liao D, Chambless LE, et al. Hypertension, blood pressure, and heart rate variability: The Atherosclerosis Risk in Communities (ARIC) study[J].Hypertension,2003,8(42):1106-1111.

[43]Virtanen R, Jula A, Kuusela T, et al. Reduced heart rate variability in hypertension: Associations with lifestyle factors and plasma renin activity[J]. J Hum Hypertens,2003,9(17): 171-179.

[44]Chung E, Leinwand LA. Pregnancy as a cardiac stress model[J]. Cardiovasc Res,2014, 8(101): 561-570.

[45]Eghbali M, Deva R, Alioua A, et al. Molecular and functional signature of heart hypertrophy during pregnancy[J]. Circ Res,2005,8(96): 1208-1216.

[46]Chung E, Yeung F, Leinwand LA. Akt and MAPK signaling mediate pregnancy-induced cardiac adaptation[J]. J Appl Physiol (1985),2012,7(112): 1564-1575.

[47]Maillet M, van Berlo JH, Molkentin JD. Molecular basis of physiological heart growth: Fundamental concepts and new players[J]. Nat Rev Mol Cell Biol,2013,4(14): 38-48.

[48]Kametas NA, McAuliffe F, Hancock J, et al.Maternal left ventricular mass and diastolic function during pregnancy[J].Ultrasound Obstet Gynecol,2001,9(18): 460-466.

[49]Kametas NA, McAuliffe F, Krampl E,et al.Maternal cardiac function in twin pregnancy[J]. Obstet Gynecol,2003,3(102): 806-815.

[50]Bassien-Capsa V, Fouron JC, Comte B,et al. Structural, functional and metabolic remodeling of rat left ventricular myocytes in normal and in sodium-supplemented pregnancy[J]. Cardiovasc Res,2006,4(69):423-431.

[51]Mesa A, Jessurun C, Hernandez A,et al. Left ventricular diastolic function in normal human pregnancy[J]. Circulation,1999,2(99): 511-517.

[52]Blackburn ST. Physiologic changes of pregnancy[J]. In: Simpson K, Creehan PA, editors. AWHONN' s Perinatal Nursing. China: Wolters Kluwer; Lippincott, Williams, & Wilkins, 2013: 77-88.

[53]Morton MJ, Paul MS, Campos GR, et al. Exercise dynamics in late gestation: Effects of physical training[J]. Am J Obstet Gynecol,1985,6(152): 91-97.

[54]Thaler I, Manor D, Itskovitz J, Rottem S, Levit N, Timor-Tritsch I,Brandes JM. Changes in uterine blood flow during human pregnancy[J].Am J Obstet Gynecol,1990,5(162):121-125.

[55]Longo LD. Maternal blood volume and cardiac output during pregnancy: A hypothesis of endocrinologic control[J]. Am J Physiol,1983, 7(245):R720-729.

[56]Goldstein J, Sites CK, Toth MJ. Progesterone stimulates cardiac muscle protein synthesis via receptor-dependent pathway[J]. Fertil Steril,2004,3(82): 430-436.

[57]Dorn GW, II, Force T. Protein kinase cascades in the regulation of cardiac hypertrophy[J]. J Clin Invest 2005,8(115): 527-537.

[58]Hilfiker-Kleiner D, Kaminski K, Podewski E, et al. A cathepsin D-cleaved 16 kDa form of prolactin mediatespostpartum cardiomyopathy[J]. Cell,2007,8(128): 589-600.

[59]Lemmens K, Doggen K, De Keulenaer GW. Activation of the neuregulin/ ErbB system during physiological ventricular remodeling in pregnancy[J]. Am J Physiol Heart Circ Physiol 2011,8(300): H931-942.

[60]Rimbaud S, Sanchez H, Garnier A, et al. Stimulus specific changes of energy metabolism in hypertrophied heart[J]. J Mol Cell Cardiol,2009,8(46): 952-959.

[61]Butte NF, Wong WW, Hopkinson JM, et al.Energy requirements derived from total energy expenditure and energy deposition during the first 2 year of life[J]. Am J Clin Nutr,2000,8(72): 1558-1569.

[62]Umar S, Nadadur R, Iorga A, Amjedi M, Matori H, Eghbali M. Cardiac structural and hemodynamic changes associated with physiological heart hypertrophy of pregnancy are reversed postpartum[J]. J Appl Physiol,2012,8(113): 1253-1259.

[63]Manson JE, Hu FB, Rich-Edwards JW,et al. A prospective study of walking as compared with vigorous exercise in the prevention of coronary heart disease in women[J]. N Engl J Med, 1999,9(341): 650-658.

[64]Pate RR. Physical activity and health: Dose-response issues[J]. Res Q Exerc Sport,1995, 8(66): 313-317.

[65]Pate RR, Pratt M, Blair SN, et al. Physical activity and public health[J]. A recommendation from the Centers for Disease Control and Prevention and the American College of Sports Medicine.JAMA,1995,7(273): 402-407.

[66]Clapp JF, III, Little KD, Capeless EL. Fetal heart rate response to sustained recreational exercise[J]. Am J Obstet Gynecol,1993,9(168): 198-206.

[67]Bonnin P, Bazzi-Grossin C, Ciraru-Vigneron N, et al. Evidence of fetal cerebral vasodilatation induced by submaximal maternal dynamic exercise in human pregnancy[J]. J Perinat Med,1997,8(25): 63-70.

[68]Rafla NM,Beazely JM.The effect of maternal exercise on fetal umbilical artery waveforms[J]. Eur J Obstet Gynecol Reprod Biol,1991,8(40): 119-122.

[69]Szymanski LM, Satin AJ. Strenuous exercise during pregnancy: Is there a limit?[J]. Am J Obstet Gynecol,2012,6(207): 179.e171-e176.

[70]Teixeira L, Ritti-Dias RM, Tinucci T, et al. Postconcurrent exercise hemodynamics and cardiac autonomic modulation[J].Eur J Appl Physiol,2011,7(111): 2069-2078.

[71]Mottola MF. Exercise prescription for overweight and obese women: Pregnancy and postpartum[J]. Obstet Gynecol Clin North Am,2009,8(36): 301-316,viii.

[72]Amezcua-Prieto C, Lardelli-Claret P, Olmedo-Requena R, MozasMoreno J, Bueno -Cavanillas A, Jimenez-Moleon JJ. Compliance with leisure-time physical activity recommendations in pregnant women[J].Acta Obstet Gynecol Scand,2011, 9(90): 245-252.

[73]Sady SP, Carpenter MW. Aerobic exercise during pregnancy. Special considerations[J]. Sports Med,1989,8(7): 357-375.

[74]Sady SP, Carpenter MW, Thompson PD, Sady MA, Haydon B, Coustan DR. Cardiovascular response to cycle exercise during and after pregnancy[J]. J Appl Physiol,1989,8(66): 336-341.

[75]Clark SL, Cotton DB, Pivarnik JM, et al. Hankins GD, Benedetti TJ,Phelan JP. Position change and central hemodynamic profile during normal third-trimester pregnancy and postpartum[J]. Am J Obstet Gyneco,1991,8(1164): 883-887.

[76]Avery ND, Stocking KD, Tranmer JE, et al. Fetal responses to maternal strength conditioning exercises in late gestation[J].Can J Appl Physiol,1999,5(24): 362-376.

[77]O'Connor PJ, Poudevigne MS, Cress ME, et al.Safety and efficacy of supervised strength training adopted in pregnancy[J]. J Phys Act Health,2011,8(8): 309-320.

[78]Jeffreys RM, Stepanchak W, Lopez B, et al. Uterine blood flow during

supine rest and exercise after 28 weeks of gestation[J].BJOG,2006,8(113): 1239-1247.

[79]Melo BF, Aguiar MB, Bouzada MC,et al. Early risk factors for neonatal mortality in CAKUT: Analysis of 524 affected newborns[J]. Pediatr Nephrol,2012, 7(27): 965-972.

[80]Moyer C, may L. Influence of exercise mode on maternal and fetal health outcomes[J]. FASEB J,2014,8(28): 1.

[81]Muldowney FP. The relationship of total red cell mass to lean body mass in man[J]. Clin Sci (Lond),1957,9(16): 163-169.

[82]Visscher M, Hastings AB, Pappenheimer JR, et al. Circulation. Baltimore: willianu[J]. Wilkins Company,1962:750.

[83]Akselrod S, Gordon D, Madwed JB, et al. Hemodynamic regulation: Investigation by spectral analysis[J]. Am J Physiol,1985,8(249):H867-H875.

[84]Clapp JF, III. Long-term outcome after exercising throughout pregnancy: Fitness and cardiovascular risk[J]. Am J Obstet Gynecol,2008,9(199):489. e481-e486.

[85]Clapp JF, III, Kim H, Burciu B, et al. Continuing regular exercise during pregnancy: Effect of exercise volume on fetoplacental growth[J]. Am J Obstet Gynecol,2002,8(186):142-147.

[86]Davenport MH, Steinback CD, Mottola MF. Impact of pregnancy and obesity on cardiorespiratory responses during weight-bearing exercise[J]. Respir Physiol Neurobiol, 2009, 8(167): 341-347.

[87]Knowlton J, Hanson J, May LE. Exercise Prescription for Improved Heart Rate Variability in the Pregnant Athlete. Academy of Physical Medicine and Rehabilitation Conference[J]. San Diego, CA: American Academy of Physical Medicine and Rehabilitation, 2014:77.

[88]Santos IA, Stein R, Fuchs SC, et al. Aerobic exercise and submaximal functional capacity in overweight pregnant women: A randomized trial[J]. Obstet Gynecol,2005, 8(106): 243-249.

[89]Stutzman SS, Brown CA, Hains SM, et al. The effects of exercise conditioning in normal and overweight pregnant women on blood pressure and heart rate variability[J].Biol Res Nurs, 2010, 8(12): 137-148.

[90]Raczak G, Danilowicz-Szymanowicz L, Kobuszewska-Chwirot M,et al. Long-term exercise training improves autonomic nervous system profile in professional runners[J]. Kardiologia Polska,2006,64: 135-140; discussion 141-132.

[91]Saptharishi L, Soudarssanane M, Thiruselvakumar D,et al. Community-based randomized controlled trial of non-pharmacological interventions in prevention and control of hypertension among young adults[J]. Indian J

Community Med,2009,8(34): 329-334.

[92]Mutter WP, Karumanchi SA. Molecular mechanisms of preeclampsia[J]. Microvasc Res,2008, 8(75): 1-8.

[93]Pollock ML, Franklin BA, Balady GJ,et al. AHA Science Advisory. Resistance exercise in individuals with and without cardiovascular disease: Benefits, rationale, safety, and prescription:An advisory from the Committee on Exercise, Rehabilitation, and Prevention, Council on Clinical Cardiology, American Heart Association; Position paper endorsed by the American College of SportsMedicine[J]. Circulation,2000, 8(101): 828-833.

[94]Benton MJ, Swan PD, Whyte M. Progressive resistance training during pregnancy: A case study[J]. PM & R,2010,8(2): 681-684.

[95]Barakat R, Ruiz JR, Stirling JR,et al. Type of delivery is not affected by light resistance and toning exercise training during pregnancy: A randomized controlled trial[J]. Am J Obstet Gynecol,2009,8(201): 590.e1-e6.

[96]Hall DC, Kaufmann DA. Effects of aerobic and strength conditioning on pregnancy outcomes[J]. Am J Obstet Gynecol,1987,9(157): 1199-1203.

[97]Price BB, Amini SB, Kappeler K. Exercise in pregnancy: Effect on fitness and obstetric outcomes—a randomized trial[J]. Med Sci Sports Exer,2012,5(44): 2263-2269.

[98]Clapp JF, Ⅲ . A clinical approach to exercise during pregnancy[J]. Clin Sports Med,1994, 9(13): 443-458.

[99]LeeW, Rokey R, Miller J, et al. Maternal hemodynamic effects of uterine contractions by M-mode and pulsed-Doppler echocardiography[J].Am J Obstet Gynecol,1989,10(161):974-977.

[100]Robson SC, Dunlop W, Boys RJ, et al.Cardiac output during labour[J]. Br Med J (Clin Res Ed),1987,9(295): 1169-1172.

[101]Ueland K, Hansen JM. Maternal cardiovascular dynamics. 3. Labor and delivery under local and caudal analgesia[J].Am J Obstet Gynecol,1969,11(103):8-18.

[102]Adams JQ, Alexander AM, Jr. Alterations in cardiovascular physiology during labor[J]. Obstet Gynecol,1958,8(12): 542-549.

[103]Hendricks CH, Quilligan EJ. Cardiac output during labor[J]. Am J Obstet Gynecol,1956, 7(71): 953-972.

[104]Kjeldsen J. Hemodynamic investigations during labour and delivery[J]. Acta Obstet Gynecol Scand,1979,9(89): 1-252.

[105]Nielsen LR, Damm P, Mathiesen ER. Improved pregnancy outcome in type 1 diabetic women with microalbuminuria or diabetic nephropathy:Effect of intensified antihypertensive therapy[J]. Diabetes Care,2009,8(32):38-44.

[106]Rose DJ, Bader ME, Bader RA,et al. Catheterization studies of cardiac

hemodynamics in normal pregnant women with reference to left ventricular work[J]. Am J Obstet Gynecol,1956, 8(72): 233-246.

[107]Sherman J, Young A, Sherman MP, et al. Prenatal smoking and alterations in newborn heart rate during transition[J]. J Obstet Gynecol Neonatal Nurs,2002,9(31): 680-687.

[108]van Veen JF, Jonker BW, van Vliet IM, et al. The effects of female reproductive hormones in generalized social anxiety disorder[J].Int J Psychiatry Med,2009,5(39): 283-295.

[109]Barbari N, May LE, Newton E, et al. Influence of exercise in pregnancy on fetal heart response during labor and delivery[J]. FASEB J,2014,8(28): 886.5.

[110]Sohnchen N, Melzer K, Tejada BM, et al. Maternal heart rate changes during labour[J]. Eur J Obstet Gynecol Reprod Biol,2011,8(158):173-178.

[111]Botkin C, Driscoll CE. Maternal aerobic exercise: Newborn effects[J].Fam Pract Res J,1991,9(11): 387-393.

[112]Clapp JF, Ⅲ. The course of labor after endurance exercise during pregnancy[J]. Am J Obstet Gynecol,1990,5(163): 1799-1805.

[113]Rice PL, Fort IL. The relationship of maternal exercise on labor, delivery and health of the newborn[J]. J Sports Med Phys Fitness,1991,4(31): 95-99.

[114]Melzer K, Schutz Y, Boulvain M, et al. Physical activity and pregnancy: Cardiovascular adaptations, recommendations and pregnancy outcomes[J]. Sports Med,2010,6(40): 493-507.

[115]Leiva MC, Tolosa JE, Binotto CN, et al. Fetal cardiac development and hemodynamics in the first trimester[J]. Ultrasound Obstet Gynecol,1999,12(14): 169-174.

[116]Rychik J. Fetal cardiovascular physiology[J]. Pediatr Cardiol,2004,8(25): 201-209.

[117]Vanderlei LC, Pastre CM, Hoshi RA, et al.Basic notions of heart rate variability and its clinical applicability[J]. Rev Bras Cir Cardiovasc,2009,8(24): 205-217.

[118]Pillai M, James D. Are the behavioural states of the newborn comparable to those of the fetus[J]. Early Hum Dev,1990,9(22): 39-49.

[119]Pillai M, James D. The development of fetal heart rate patterns during normal pregnancy[J]. Obstet Gynecol,1990,8(76): 812-816.

[120]Belik J. Fetal and neonatal effects of maternal drug treatment for depression[J]. Semin Perinatol,2008,5(32): 350-354.

[121]Stout MJ, Cahill AG. Electronic fetal monitoring: Past, present, and future[J]. Clin Perinatol, 2011,1(38):127-142, vii.

[122]Awano I, Muramoto A, Awano N. An approach to clinical magnetocar

diology[J]. Tohoku J Exp Med,1982,8(138): 367-381.

[123]Baffa O, Wakai RT, Sousa PL, et al. Fetal heart rate monitoring by magnetocardiograms[J]. Braz J Med Biol Res,1995,5(28): 1333-1337.

[124]Carter MC, Gunn P, Beard RW. Fetal heart rate monitoring using the abdominal fetal electrocardiogram[J]. Br J Obstet Gynaecol,1980,6(87): 396-401.

[125]Clapp JF, Ⅲ. Fetal heart rate response to running in midpregnancy and late pregnancy[J]. Am J Obstet Gynecol,1985,6(153): 251-252.

[126]Oncken C, Kranzler H, O' Malley P, Gendreau P, Campbell WA. The effect of cigarette smoking on fetal heart rate characteristics[J]. Obstet Gynecol,2002,8(99): 751-755.

[127]Thaler I, Goodman JD, Dawes GS. Effects of maternal cigarette smoking on fetal breathing and fetal movements[J]. Am J Obstet Gynecol,1980,4(138):282-287.

[128]Comas M, Crispi F. Assessment of fetal cardiac function using tissue Doppler techniques[J]. Fetal Diagn Ther,2012,7(32): 30-38.

[129]May LE, Gustafson KM, Drake WB. Effects of maternal exercise on the fetal heart[J]. FASEB J, 2008,7(22): 1175.3.

[130]Zheng SL, Zhang A, Shi JJ, et al. Magnetic resonance imaging study of effects of accommodation on human lens morphological characters[J]. Zhonghua yi xue za zhi,2013,2(93): 3280-3283.

[131]Simioni C, Nardozza LM, Araujo Junior E, et al. Heart stroke volume, cardiac output, and ejection fraction in 265 normal fetus in the second half of gestation assessed by 4D ultrasound using spatio-temporal image correlation[J]. J Matern Fetal Neonatal Med,2011,7(24): 1159-1167.

[132]Van Leeuwen P, Gustafson KM, Cysarz D, et al. Aerobic exercise during pregnancy and presence of fetal-maternal heart rate synchronization[J]. PLoS One,2014,9(9): e106036

[133]Andelfinger G, Fouron JC, Sonesson SE, Proulx F. Reference values for time intervals between atrial and ventricular contractions of the fetal heart measured by two Doppler techniques[J]. Am J Cardiol, 2001, 4(88):1433-1436, A1438.

[134]Wojakowski A, Izbizky G, Carcano ME, et al. Fetal Doppler mechanical PR interval: Correlation with fetal heart rate, gestational age and fetal sex[J]. Ultrasound Obstet Gynecol, 2009, 8(34): 538-542.

[135]Stinstra J, Golbach E, van Leeuwen P, et al.Multicentre study of fetal cardiac time intervals using magnetocardiography[J]. BJOG,2002,6(109):1235-1243.

[136]Mensah-Brown NA, Wakai RT, Cheulkar B, et al. Assessment of

left ventricular pre-ejection period in the fetus using simultaneous magnetocardiography and echocardiography[J]. Fetal Diagn Ther,2010,8(28): 167-174.

[137]Hamill N, Yeo L, Romero R, et al. Fetal cardiac ventricular volume,cardiac output, and ejection fraction determined with 4-dimensional ultrasound using spatiotemporal image correlation and virtual organ computer-aided analysis[J]. Am J Obstet Gynecol,2011,9(205): 76.e71-10.

[138]Molina FS, Faro C, Sotiriadis A, et al. Heart stroke volume and cardiac output by four-dimensional ultrasound in normal fetuses[J]. Ultrasound Obstet Gynecol,2008,5(32): 181-187.

[139]Uittenbogaard LB, Haak MC, Spreeuwenberg MD, van Vugt JM. Fetal cardiac function assessed with four-dimensional ultrasound imaging using spatiotemporal image correlation[J]. Ultrasound Obstet Gynecol,2009,7(33): 272-281.

[140]Martin CB, Jr. Normal fetal physiology and behavior, and adaptive responses with hypoxemia[J]. Semin Perinatol,2008,10(32): 239-242.

[141]Wladimiroff JW, Stewart PA, Vosters RP. Fetal cardiac structure and function as studied by ultrasound[J]. Clin Cardiol,1984,9(7): 239-253.

[142]Wladimiroff JW, Vosters R, McGhie JS. Normal cardiac ventricular geometry and function during the last trimester of pregnancy and early neonatal period[J]. Br J Obstet Gynaecol,1982, 9(89):839-844.

[143]ACOG Practice Bulletin No. 106: Intrapartum fetal heart rate monitoring: Nomenclature, interpretation, and general management principles[J].Obstet Gynecol,2009,7(114): 192-202.

[144]Kennelly MM, McCaffrey N, McLoughlin P, Lyons S, McKenna P.Fetal heart rate response to strenuous maternal exercise: Not a predictor of fetal distress[J]. Am J Obstet Gynecol,2002, 9(187): 811-816.

[145]Roldan O, Perales M, Mateos S, et al. Supervised physical activity during pregnancy improves fetal cardiac response[J]. Rev Int Med Cienc Act Fis Deporte,2015,57 (in print).

[146]Brenner IK, Wolfe LA, Monga M, et al. Physical conditioning effects on fetal heart rate responses to graded maternal exercise[J]. Med Sci Sports Exerc,1999,7(31): 792-799.

[147]Manders MA, Sonder GJ, Mulder EJ, Visser GH. The effects of maternal exercise on fetal heart rate and movement patterns[J]. Early Hum Dev,1997, 4(48):237-247.

[148]Watson WJ, Katz VL, Hackney AC, Gall MM, McMurray RG. Fetal responses to maximal swimming and cycling exercise during pregnancy[J]. Obstet Gynecol,1991,10(77): 382-386.

[149]Artal R, Rutherford S, Romem Y, Kammula RK, Dorey FJ, Wiswell RA. Fetal heart rate responses to maternal exercise[J]. Am J Obstet Gynecol,1986,8(155): 729-733.

[150]Marsal K, Lofgren O, Gennser G. Fetal breathing movements and maternal exercise[J]. Acta Obstet Gynecol Scand,1979,7(58): 197-201.

[151]Jovanovic L, Kessler A, Peterson CM. Human maternal and fetal response to graded exercise[J]. J Appl Physiol,1985,4(58): 1719-1722.

[152]Collings CA, Curet LB, Mullin JP. Maternal and fetal responses to a maternal aerobic exercise program[J]. Am J Obstet Gynecol, 1983,2(145): 702-707.

[153]Cooper KA, Hunyor SN, Boyce ES, O' Neill ME, Frewin DB. Fetal heart rate and maternal cardiovascular and catecholamine responses to dynamic exercise[J]. Aust N Z J Obstet Gynaecol, 1987,6(27): 220-223.

[154]Webb KA, Wolfe LA, McGrath MJ. Effects of acute and chronic maternal exercise on fetal heart rate[J]. J Appl Physiol,1994,1(77): 2207-2213.

[155]Clapp JF, Ⅲ, Capeless EL. Neonatal morphometrics after endurance exercise during pregnancy[J]. Am J Obstet Gynecol,1990,8(163): 1805-1811.

[156]Clapp JF, Ⅲ, Little KD. The physiological response of instructors and participants to three aerobics regimens[J]. Med Sci Sports Exerc,1994,9(26): 1041-1046.

[157]Clapp JF, Ⅲ, Little KD, Appleby-Wineberg SK, et al. The effect of regular maternal exercise on erythropoietin in cord blood and amniotic fluid[J]. Am J Obstet Gynecol,1995,7(172): 1445-1451.

[158]Carpenter JP, Nair S, Staw I. Cardiac output determination: Thermodilution versus a new computerized Fick method[J]. Crit Care Med,1985,6(13):576-579.

[159]Spinnewijn WE, Lotgering FK, Struijk PC, et al. Fetal heart rate and uterine contractility during maternal exercise at term[J]. Am J Obstet Gynecol,1996,8(174): 43-48.

[160]Sternfeld B, Quesenberry CP, Jr, Eskenazi B, et al. Exercise during pregnancy and pregnancy outcome[J]. Med Sci Sports Exerc,1995,9(27):634-640.

[161]Mateo J, Laguna P. Improved heart rate variability signal analysis from the beat occurrence times according to the IPFM model[J]. IEEE Trans Biomed Eng,2000,11(47): 985-996.

[162]May L, Glaros AG, Yeh H-W, Clapp JF, et al. Aerobic exercise during pregnancy influences fetal cardiac autonomic control of heart rate and heart rate variability[J]. Early Hum Dev,2010, 7(86):17.

[163]Clapp JF, Ⅲ. The effects of maternal exercise on fetal oxygenation and feto-placental growth[J]. Eur J Obstet Gynecol Reprod Biol,2003,110(Suppl

1):S80-85.

[164]Smolich JJ, Walker AM, Campbell GR, et al. Left and right ventricular myocardial morphometry in fetal, neonatal, and adult sheep[J].Am J Physiol,1989,2(257): H1-H9.

[165]DiPietro JA, Bornstein MH, Hahn CS, et al. Fetal heart rate and variability: Stability and prediction to developmental outcomes in early childhood[J]. Child Dev,2007,9(78):1788-1798.

[166]Pappano AJ. Ontogenetic development of autonomic neuroeffector transmission and transmitter reactivity in embryonic and fetal hearts[J]. Pharmacol Rev,1977,3(29):3-33.

[167]Halmesmaki E, Ylikorkala O. The effect of maternal ethanol intoxication on fetal cardiotocography: A report of four cases[J]. Br J Obstet Gynaecol,1986,1(93): 203-205.

[168]Graca LM, Cardoso CG, Clode N, et al. Acute effects of maternal cigarette smoking on fetal heart rate and fetal body movements felt by the mother[J]. J Perinat Med,1991,9(19): 385-390.

[169]Mochizuki M, Maruo T, Masuko K. Mechanism of foetal growth retardation caused by smoking during pregnancy[J]. Acta Physiol Hung,1985,6(65):295-304.

[170]LaPorte RE, Montoye HJ, Caspersen CJ. Assessment of physical activity in epidemiologic research: Problems and prospects[J]. Public Health Rep,1985,8(100): 131-146.

[171]Morgan CD, Sandler M, Panigel M. Placental transfer of catecholamines in vitro and in vivo[J]. Am J Obstet Gynecol,1972,7(112):1068-1075.

[172]Nandakumaran M, Gardey C, Rey E, et al. Transfer of ritodrine and norepinephrine in human placenta: In vitro study[J]. Dev Pharmacol Ther,1982,7(4): 71-80.

[173]Sodha RJ, Proegler M, Schneider H. Transfer and metabolism of norepinephrine studied from maternal-to-fetal and fetal-to-maternal sides in the in-vitro perfused human placental lobe[J]. Am J Obstet Gynecol,1984,9(148):474-481.

[174]Thomas SA, Matsumoto AM, Palmiter RD. Noradrenaline is essential for mouse fetal development[J]. Nature,1995,5(374): 643-646.

[175]Arnardottir RH, Boman G, Larsson K, Hedenstrom H, Emtner M. Interval training compared with continuous training in patients with COPD[J]. Respir Med,2007,10(101): 1196-1204.

[176]Beauchamp MK, Nonoyama M, Goldstein RS, et al. Interval versus continuous training in individuals with chronic obstructive pulmonary disease—a systematic review[J].Thorax,2010, 11(65): 157-164.

[177]MacDonald MJ, Currie KD. Interval exercise is a path to good health, but how much, how often and for whom[J]. Clin Sci (Lond),2009,4(116): 315-316.

[178]Tordi N, Mourot L, Colin E, et al. Intermittent versus constant aerobic exercise: Effects on arterial stiffness[J]. Eur J Appl Physiol,2010,2(108):801-809.

[179]Song HS, Lehrer PM. The effects of specific respiratory rates on heart rate and heart rate variability[J]. Appl Psychophysiol Biofeedback,2003,1(28):13-23.

[180]Gustafson KM, May LE, Yeh HW, et al. Fetal cardiac autonomic control during breathing and non-breathing epochs:The effect of maternal exercise[J].Early Hum Dev,2012,6(88): 539-546.

[181]Allan LD, Chita SK, Al-Ghazali W, et al. Doppler echocardiographic evaluation of the normal human fetal heart[J]. Br Heart J,1987,9(57):528-533.

[182]De Smedt MC, Visser GH, Meijboom EJ. Fetal cardiac output estimated by Doppler echocardiography during mid and late gestation[J]. Am J Cardiol,1987,8(60): 338-342.

[183]Mielke G, Benda N. Cardiac output and central distribution of blood flow in the human fetus[J]. Circulation,2001,7(103): 1662-1668.

[184]Reed KL, Sahn DJ, Scagnelli S, et al. Doppler echocardiographic studies of diastolic function in the human fetal heart:Changes during gestation[J]. J Am Coll Cardiol,1986,8(8): 391-395.

[185]Chaddha V, Simchen MJ, Hornberger LK, et al. Fetal response to maternal exercise in pregnancies with uteroplacental insufficiency[J]. Am J Obstet Gynecol,2005,4(193): 995-999.

[186]Braun T, Sierra F, Seiler D, et al. Continuous telemetric monitoring of fetal oxygen partial pressure during labor[J]. Arch Gynecol Obstet,2004,3(270): 40-45.

[187]Monk C, Fifer WP, Myers MM, et al. Effects of maternal breathing rate, psychiatric status, and cortisol on fetal heart rate[J]. Dev Psychobiol,2011,2(53): 221-233.

[188]Van Leeuwen P, Geue D, Lange S, et al. Is there evidence of fetal-maternal heart rate synchronization[J]? BMC Physiol,2003,7(3): 2.

[189]Van Leeuwen P, Geue D, Lange S,et al. Modeling fetal–maternal heart-rate interaction[J]. IEEE Eng Med Biol Mag,2009,10(28): 49-53.

[190]Van Leeuwen P, Geue D, Thiel M,et al. Influence of paced maternal breathing on fetal-maternal heart rate coordination[J]. Proc Natl Acad Sci USA,2009,10(106): 13661-13666.

[191]Barker DJ. Rise and fall of Western diseases[J]. Nature,1989,7(338): 371-372.

[192]Barker DJ. Fetal origins of coronary heart disease[J]. Br HeartJ,1993,4(69): 195-196.

[193]Barker DJ. The intrauterine origins of cardiovascular disease[J]. Acta Paediatr Suppl, 1993,82(Suppl 391): 93-99; discussion 100,.

[194]Barker DJ. Maternal nutrition and cardiovascular disease[J]. Nutrition and health,1993,1(9): 99-106.

[195]Barker DJ, Fall CH. Fetal and infant origins of cardiovascular disease[J]. Arch Dis Child,1993,6(68): 797-799.

[196]Barker DJ, Gluckman PD, Godfrey KM, et al.Fetal nutrition and cardiovascular disease in adult life[J]. Lancet,1993,7(341): 938-941.

[197]Barker DJ, Osmond C. Infant mortality, childhood nutrition, and ischaemic heart disease in England and Wales[J]. Lancet,1986,8(1): 1077-1081.

[198]Barker DJ, Osmond C, Golding J, et al. Growth inutero, blood pressure in childhood and adult life, and mortality from cardiovascular disease[J]. BMJ,1989, 6(298):564-567.

[199]Barker DJ, Osmond C, Law CM. The intrauterine and early postnatal origins of Cardiovascular disease and chronic bronchitis[J].J Epidemiol Community Health, 1989,9(43): 237-240.

[200]Hales IB, McElduff A, Crummer P, et al. Does Graves' disease or thyrotoxicosis affect the prognosis of thyroid cancer[J]. J Clin Endocrinol Metab,1992,7(75): 886-889.

[201]Phillips AJ. The relationship between smoking and health—A review of the evidence[J]. 1964. Can J Public Health,1994,6(85): 77.

[202]Dieckmann R, Brownstein D, Gausche-Hill M editor. Pediatric Education for PreHospital Professionals[J]. Sudbury: Jones & Bartlett, 2000,4(8):3.

[203]Horeczko T, Inaba AS. Cardiac Disorders: Pediatric. In: Marx JA.Hockberger RS, Walls RM, Adams J, Rosen P, editors. Concepts and Clinical Practice[J]. Philadelphia: Saunders, 2013,4(7):2139-2167.

[204]Bernstein D. Part XX The Cardiovascular System. In: Kliegman RM,Stanton BF, Geme JWS, Schor NF, Behrman RE, editors. Nelson Textbook of Pediatrics[J]. Philadelphia: Saunders, 2011,7(21):1527-1639.

[205]Finley JP, Nugent ST. Heart rate variability in infants, children and young adults[J]. J Auton Nerv Syst,1995,9(51): 103-108.

[206]Nagaoka S, Bito Y, Sakuma R,et al. Comparative physiology of postnatal developments of cardiopulmonary reflex[J]. Uchu Seibutsu Kagaku 2003,7(17): 265-266.

[207]Hazinski MF. Cardiovascular disorders. In: Hazinski MF, editor. Manual of

Pediatric Critical Care[J]. St. Louis: Mosby-Year Book, 1999,2(12):112.

[208]Barker DJ, Gluckman PD, Godfrey KM, et al. Fetal nutrition and cardiovascular disease in adult life[J]. Lancet,1993,7(341): 938-941.

[209]May L, Gustafson KM, Yeh HW, Suminski R. Pregnancy activity level influences infant heart outcomes[J]. J Dev Orig Health Dis,2011,9(2): 2.

[210]Barker DJ. Intra-uterine programming of the adult cardiovascular system[J]. Curr Opin Nephrol Hypertens,1997,4(6): 106-110.

[211]Barker DJ. Intrauterine programming of coronary heart disease and stroke[J]. Acta Paediatr Suppl,1997,423: 178-182; discussion 183.

[212]Parizkova J, Wachtlova M, Soukupova M. The impact of different motor activity on body composition, density of capillaries and fibers in the heart and soleus muscles, and cell's migration invitro in male rats[J]. IntZ Angew Physiol,1972,8(30): 207-216.

[213]Parizkova J. The impact of daily work load during pregnancy and/or postnatal life on the heart microstructure of rat male offspring[J]. BasicRes Cardiol,1978,9(73): 433-441.

[214]Parizkova J. Cardiac microstructure in female and male offspring of exercised rat mothers[J]. Acta Anat (Basel),1979,5(104): 382-387.

[215]Fakhrzadeh H, Yamini-Sharif A, Sharifi F, et al. Cardiac autonomic neuropathy measured by heart rate variability and markers of subclinical atherosclerosis in early type 2 diabetes[J].ISRN Endocrinol 2012: 168264.

[216]Skrapari I, Tentolouris N, Perrea D, et al. Baroreflex sensitivity in obesity: Relationship with cardiac autonomic nervous system activity[J].Obesity (Silver Spring),2007, 7(15): 1685-1693.

[217]Maule S, Rabbia F, Perni V, et al . Prolonged QT interval and reduced heart rate variability in patients with uncomplicated essential hypertension[J]. Hypertens Res,2008,7(31): 2003-2010.

[218]Bonnin P, Bazzi-Grossin C, Ciraru-Vigneron N, et al. Evidence of fetal cerebral vasodilatation induced by submaximal maternal dynamic exercise in human pregnancy[J]. J Perinat Med,1997.8(25): 63-70.

[219]Kleiger RE, Miller JP, Bigger JT, et al. Decreased heart rate variability and its association with increased mortality after acute myocardial infarction[J]. Am J Cardiol,198,4(759): 256-262.

[220]May L, Drake WB, Suminski R. Effects of exercise during pregnancy on childhood heart measures[J]. FASEB J,2013,5(27): 1.

第二章

孕期体育活动与胎儿身体运动
和呼吸健康

第一节　妊娠呼吸生理学

在健康妊娠期间，肺功能、通气模式和气体交换通过生化和机械途径受到影响，如图2-1所示。

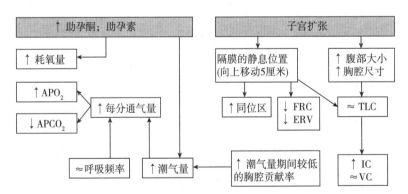

图 2-1　生化（左）和机械（右）途径对妊娠期间肺功能、气体交换影响的流程图

注：APO_2，动脉氧分压；$APCO_2$，动脉二氧化碳分压；FRC，功能残余容量；ERV，呼气储备容积；TLC，总肺容量；IC，吸气能力；VC，肺活量；↑，增加；↓，减少；≈，无变化

1   化学/激素变化

妊娠期激素形态的生理改变是呼吸功能改变的主要原因。

1.1   孕酮

孕酮在妊娠过程中逐渐升高，从孕6周的25ng/mL增加到孕37周的150ng/mL[1-5]。孕酮通过增加呼吸中枢对二氧化碳的敏感性而触发初级呼吸中枢，正如通气曲线对肺泡二氧化碳变化的陡峭坡度所表现的那样[6]。孕酮会改变气道的平滑肌张力，从而产生支气管扩张效应，它还介导局部充血和黏膜表面水肿，造成鼻塞。

1.2   雌激素

怀孕期间，雌激素水平在孕酮之前就会增加或与孕酮同时增加。雌激素是孕酮受体的介质，它增加了下丘脑和延髓内孕酮受体的数量和敏感性，延髓是呼吸中枢所在的地方[1]。

1.3   前列腺素

前列腺素在分娩时刺激子宫平滑肌，诱发宫缩。前列腺素F2α通过支气管平滑肌收缩增加气道阻力，而支气管扩张剂的作用可能是通过前列腺素E1和E2实现的[1]。

2   力学效应

子宫进行性扩张是妊娠期肺容积和胸壁改变的主要原因，

包括膈肌抬高和胸廓形态改变[1-3]。子宫增大会增加呼气末腹（胃）压（PGA），从而使膈肌向上移位，这会带来两个后果[2]：首先，胸膜负压（食管压力，POES）增加，导致较早关闭小气道，从而减少功能残余容量（FRC）和呼气储备容积（ERV）[1,3-4,7]；其次，胸部的高度变短了，其他胸廓尺寸就会增加，以维持恒定的总肺容量（TLC）[1-2,7]。

3　肺容积、肺活量测定和气道功能

妊娠期间，肺活量仍在正常范围内，用力肺活量（FVC）[1,3-5,7-9]、用力呼气量（FEV_1）[1,4-5,7,9]和最大呼气流量[4,7-9]未改变，FEV_1/FVC指数不改变或略有增加[1,4-5,7,9]。

相反，肺容积发生了重大变化，妊娠后半期ERV逐渐下降（足月下降8%～40%），因为残余体积减少了7%～22%。因此，为了维持稳定的TLC[1,3-4,7]，当吸气容量以相同的速率增加时，RC减小（9.5%～25%）。

妊娠期呼吸阻力增大，呼吸电导下降。在妊娠晚期，由于激素的作用，肺和气道的总阻力趋于下降，气管支气管平滑肌松弛[1,4,8]。妊娠期间肺静态顺应性、动态顺应性、扩散能力无明显变化[1-2,4,7]。单胎妊娠和双胎妊娠的呼吸功能没有差别[7]。

4 胸廓形状与位移

妊娠引起的FRC的减少不仅伴随着腹部增大，而且伴随着胸腔尺寸的增加。与产后相比，在妊娠晚期，随着胸腔横径和下胸廓周长的增加，胸腔扩张。孕前肋骨的平均肋下角由妊娠初的68.5°增加到足月的103.5°。

这种胸腔尺寸的变化可能是脂肪组织和液体积累的结果，尤其是血液积累，因为在怀孕期间肺血容量经常增加。然而，它似乎更有可能是由于膈肌向上移动而对胸部缩短的补偿，以保证肺的空间，并保证TLC。

晚期妊娠胸壁顺应性下降，原因是腹部内容物增多[10]。

5 平静呼吸模式

在妊娠的前3个月，由于较高的潮气量（VT）和不变的呼吸速率，每分通气量（VE）开始显著增加（高达48%）。这种通气模式在整个怀孕过程中一直保持[1-3,5,8]。

妊娠期VT/吸气时间比和100 ms时的咬合压力均增加，说明通气量和吸气量均增加[2,8]。

妊娠期VT的增加主要是通过胸廓位移实现的，而与腹部的变化无关[2-3]。

6　呼吸肌

妊娠期或分娩后最大吸气压和呼气压无变化，说明虽然胸壁形态发生改变，但呼吸肌的力量无变化[2-4,11]。

随着妊娠进展，子宫大小增加，膈肌的静息位置向上移动5厘米[1-2,12]。这会导致横膈膜发生以下变化：由于肌肉纤维的伸长其张力增加；其与下肋部相接的面积增加；其曲率半径增加，原因是下肋部逐渐增大，肺空间增加。此外，振动膜的向上运动会导致FRC减少。膈肌的吸气运动与产后[1,12]相似或变宽，潮气呼吸时横膈膜压力波动不改变[2]。

怀孕期间，由于腹部压力与下胸腔的耦合增强，胸壁扩张向胸腔移动[2-3]。事实上，由于并置面积的增加，膈肌收缩产生的腹部压力主要作用于下肋骨，从而抬高和扩大膈肌并置处的胸腔。

怀孕期间有两种可能的呼吸机制：第一，较高的吸气肋间肌和副肌募集，因为胸廓容积增大和胸膜压力波动也可能是其增强作用的结果[2-3]；第二，因为PGA与POES曲线的斜率保持不变，膈肌与吸气肋间肌的相对贡献相似[2-3]。

前腹部尺寸的逐渐增加导致腹部肌肉的形态学改变，通过延长其纤维达115%，从而改变肌肉的发力路线和插入角度，减少肌肉的厚度。其后果是肌肉功能受损，扭矩产生差，骨盆抗阻力能力下降。后者可能与怀孕期间的背痛有关[13-14]。

7   耗氧、动脉血气分压和酸碱状态

耗氧和基础代谢率增加（分别达到21%和14%），但程度比通气增强要小[1,5]。妊娠引起的FRC减少，再加上耗氧量的增加，降低了母亲的氧储备。

由于VE增加，肺泡和动脉二氧化碳张力（PCO_2）水平分布下降到27mmHg和32mmHg左右的水平[1,4-5]。在分娩期间，动脉二氧化碳分压随着每次收缩而进一步降低，而在完全扩张时，即使在宫缩之间也会减少[1]。

在过度通气和降低二氧化碳浓度后，动脉血氧分压增加，在第一和第三季度分别达到106~108mmHg和101~104mmHg[1]。

过度通气和呼吸性碱中毒时，血液pH值可在略高于生物碱值时几乎保持不变，这主要归功于通过增加碳酸氢盐的排泄来进行肾脏补偿[1,4-5]。

8   呼吸困难

70%的健康孕妇从妊娠的最初3个月开始，于日常生活活动中出现呼吸困难的现象，这种过早出现的呼吸困难现象排除了妊娠引起的机械改变在症状的发生中所起的作用[1]。可能的解

释是：①对与妊娠相关的生理性过度通气新感觉的认识增强；②随着VE的增加，中枢对呼吸不适的感觉增强；③两者的结合。

最近，妊娠诱导的过度通气已被证明是化学反射驱动、酸碱平衡、代谢速率和脑血流量的变化之间的复杂相互作用的结果[5]。因此，护理人员很难区分呼吸困难的生理和病理生理来源。

9　运动

孕妇即使在妊娠后期也能保持有氧工作能力。健康孕妇对增量运动的生理反应包括增加VE和耗氧量，以及保持较高的通气当量[1,4]。

由于与妊娠诱导的支气管扩张相结合的静息吸气能力的募集，发生过度通气，从而允许VT增加以满足代谢需求。吸气能力是通过稳定的TLC和运动前呼气末肺容积减少而获得的。由于ERV降低，呼气末肺容积在运动中不会进一步减少，以避免呼吸系统压力-容积曲线的下半部分的呼吸动力不足。

呼吸肌收缩力（潮位/最大吸气量）与胸腔容积位移（VT/肺活量）的比值，是呼吸系统的神经-机械（UN）耦合的指标，不随运动的增加而变化。因此，怀孕不能因为症状有限的知觉原因而停止运动，呼吸困难的增加是VE和呼吸功增加的正常结果[4]。

10　疾病期间妊娠

除了生化和机械因素外，许多疾病对呼吸、母亲（和胎儿）的结果都有显著的负面影响。表2-1总结了在治疗不健康孕妇时应考虑的主要因素。

表2-1　治疗不健康孕妇时应考虑的主要因素

疾病	因素和（或）适应证
哮喘[15]	建议使用皮质类固醇预防危重疾病，口服糖皮质激素可使子痫前期增加两倍，唇裂发生率极低（0.4%）（如果在怀孕的头3个月服用的话）
肺水肿[15]	妊娠期血流动力学因素继发的心源性基础： 心输出量增加 心率加快 全身血管阻力下降 胶体渗透压下降 子痫前期治疗和先兆子痫的后果 如果利尿后24小时内仍无改善，则需进行侵入性血流动力学监测和（或）快速降压治疗
严重限制性肺病[10]	由于增加通气能力而导致低氧和缺氧性呼吸衰竭的风险是有限的 肺活量严重下降但怀孕是可以忍受的 最少并发症：早产，新生儿需要高度依赖的支持 应监测肺功能和血氧饱和度 可能需要补充氧气和无创通气
子痫前期[16]	最常见的产科疾病，具有多系统分支 由于血瘦素（一种通气刺激激素）的浓度上升，每分钟的通气量增加 肺活量下降原因在于上气道下横截面积减小、咽部水肿和过度增重，颈部脂肪沉积较多 运动耐量下降 呼吸肌功能不受影响

续表

疾病	因素和（或）适应证
心肺 移植 [17]	最好在移植后 1 ~ 2 年内避免受孕 潜在的妊娠相关并发症：早产、低出生体重和产后移植物丢失 保持妊娠期内免疫抑制与环孢素血液水平的密切监测 准确诊断先兆子痫，因为它是一种多器官疾病
遗传 性神 经肌 肉疾 病 [18]	根据疾病累及的横膈膜和（或）延髓确定最高风险 呼吸肌负荷增加，因为较高的气道阻力导致呼吸肌无力 肺换气不足 监测呼吸和咳嗽功能 最大限度地清除气道 由于腹压增加和胃食管括约肌张力下降，妊娠晚期有很高的吸 入性风险
呼吸 窘迫 综合 征 [19]	非产科原因：败血症、肺炎、脑出血、输血和创伤 产科原因：羊水栓塞、子痫前期、化脓性流产、受孕遗留物及 治疗并发症 管理包括：及时的抗生素治疗，保守的液体策略，机械通气的 使用和对难治性 ARDS 的体外生命支持

参考文献

[1]Weinberger SE, Weiss ST, Cohen WR, et al. Pregnancy and the lung[J]. Am Rev Respir Dis.1980,7(121): 559-581.

[2]Contreras G, Gutiérrez M, Beroíza T, et al. Ventilatory drive and respiratory muscle function in pregnancy[J]. Am Rev Respir Dis.1991,8(144): 837-841.

[3]Gilroy RJ, Mangura BT, Lavietes MH. Rib cage and abdominal volume displacements during breathing in pregnancy[J]. Am Rev Respir Dis.1988,3(137): 668-672.

[4]Jensen D, Webb KA, Davies GA, et al. Mechanical ventilatory constraints during incremental cycle exercise in human pregnancy: implications for respiratory sensation[J]. J Physiol.2008,6(586): 4735-4750.

[5]Jensen D, Duffin J, Lam YM, et al. Physiological mechanisms of hyperventilation during human pregnancy[J]. Respir Physiol Neurobiol.2008,11(161): 76-86.

[6]Lyons HA, Antonio R.The sensitivity of the respiratory center in pregnancy and after administration of progesterone[J].Trans Assoc Am

Physicians.1959,1(72): 173-180.

[7]McAuliffe F, Kametas N, Costello J, et al. Respiratory function in singleton and twin pregnancy[J]. BJOG.2002,10(109): 765-769.

[8]Kolarzyk E, Szot WM, Lyszczarz J. Lung function and breathing regulation parameters during pregnancy[J]. Arch Gynecol Obstet.2005,12(272): 53-58.

[9]Grindheim G, Toska K, Estensen ME, et al. Changes in pulmonary function during pregnancy: a longitudinal cohort study[J]. BJOG.2012,5(119): 94-101.

[10]Lapinsky SE, Tram C, Mehta S, et al. Restrictive lung disease in pregnancy[J]. Chest.2014,5(145): 394-398.

[11]Lemos A, de Souza AI, Figueiroa JN, et al. Respiratory muscle strength in pregnancy[J]. Respir Med.2010,8(104): 1638-1644.

[12]McGinty AP. The comparative effects of pregnancy and phrenic nerve interruption on the diaphragm and their relation to pulmonary tuberculosis[J]. Am J Obstet Gynecol.1938,8(35): 237-248.

[13]Gilleard WL, Brown JM. Structure and function of the abdominal muscles in primigravid subjects during pregnancy and the immediate postbirth period[J]. Phys Ther .1996,8(76): 750-762.

[14]Weis CA, Triano JJ, Barrett J, et al. Ultrasound assessment of abdominal muscle thickness in postpartum vs nulliparous women[J]. J Manipulative Physiol Ther.2015,12(38): 352-357.

[15]Campbell LA, Klocke RA. Implications for the pregnant patient[J]. Am J Respir Crit Care Med.2001,12(163): 1051-1054.

[16]da Silva EG, de Godoy I, de Oliveira Antunes LC, et al. Respiratory parameters and exercise functional capacity in preeclampsia[J]. Hypertens Pregnancy.2010,9(29): 301-309.

[17]Vos R, Ruttens D, Verleden SE, et al. Pregnancy after heart and lung transplantation[J]. Best Pract Res Clin Obstet Gynaecol.2014,6(28): 1146-1162.

[18]Norwood F, Rudnik-Schöneborn S. 179th ENMC international workshop: pregnancy in women with neuromuscular disorders 5-7 November 2010, Naarden, The Netherlands[J]. Neuromuscul Disord.2012,4(22): 183-190.

[19]Duarte AG. ARDS in pregnancy[J]. Clin Obstet Gynecol.2014,12(57): 862-870.

第二节　孕期体育活动与呼吸健康

胎儿呼吸和身体运动是用于评估其发育和健康的临床参数[1-3]，胎儿呼吸运动提供有关呼吸系统成熟的信息[4-5]。一个成熟的产前呼吸系统也将在出生后通过类似的机制运作。也就是说，二氧化碳、氧气浓度以及血液pH值的变化都会改变胎儿的呼吸，就像他们在出生后一样。然而，呼吸在产前气体运输中没有发挥重要作用，但婴儿出生后呼吸功能对于生存、健康和产后发育至关重要[6]。

胎儿健康的另一个重要表现是身体的运动[2-3]。这些身体动作，是孕妇经常感觉到的，被描述为连续的踢、扑、摆或滚[3]。这些运动的频率已知在孕晚期下降，可能是由于胎儿的大小增加，羊水的体积减少，再加上中枢神经系统（CNS）的成熟[6-8]。随着CNS的成熟，运动变得越来越协调，因此会被认为在频率上减少[9]。但妊娠早期运动减少可能预示着宫内条件不利[10-11]，但通常是良性的。胎盘位置[12-13]、母亲饥饿[14]、心理状态[15-16]、昼夜节律[17]、咖啡因摄入[18]、血糖水平[19]等因素，众所周知都会瞬间影响胎儿的运动。总之，胎儿的身体运动有助于评估胎儿的健康和发育[20]，但胎儿之间的差异很大[6]。

总的来说，胎儿的身体和呼吸活动受到多种因素的影响，包括母亲的活动和新陈代谢。由于这些都是在体育活动期间改变，所以重要的是要调查他们对胎儿的影响，以了解母亲锻炼是否对妊娠结局有不利影响。本文将回顾现有文献中的一些关键发现，并对其进行总结。

我们对1975至2015年间发表的关于怀孕期间母亲体育活动对胎儿身体和呼吸运动影响的论文进行了PubMed搜索。该数据库筛选了以下主要搜索词，或其中的任何组合："母亲""体育活动""锻炼""怀孕""胎儿""呼吸""身体""运动"。这项搜索总共产生了128篇文章，进一步检索这些研究，以确定其他相关参考文献。

1　体力活动对胎儿呼吸运动的影响

研究表明，母亲运动对胎儿呼吸运动的影响是不同的。一项为期3个月对30名妇女的研究显示，在5分钟的剧烈循环后，胎儿呼吸运动增加并变得不规则，而胎儿呼吸暂停的发生率立即降低[21]。这种胎儿呼吸方式的改变在运动停止后15分钟内消失[21]。Manon和他的同事们对12名处于孕晚期的孕妇进行了一次高强度的自行车测试，结果显示锻炼后胎儿呼吸运动增加[22]。可惜的是，这两项研究是否控制了孕期吸烟和饮酒不得而知，因为这两种行为都会抑制胎儿呼吸运动[4]。另一方面，也有不同的报道。Jakobovits的研究就显示，33名孕晚期孕妇爬楼梯导致了胎儿呼吸活动的减少[23]。Winn和同事[17]也有相同的观察结果，在Winn[17]的研究中，12名孕晚期的孕妇被要求以递增负荷速度在跑步机上行走，直到她们的心率达到预期年龄最大值的75%，这项运动试验前后的胎儿呼吸超声测量结果显示，胎儿呼吸运动的总持续时间和频率都有所下降。Hatoum等人[24]也在孕妇进行20分钟的有氧舞蹈训练后对其进行超声波测量，他们也做了类似的关于运动后胎儿呼吸运动减少的报告，与Winn的研究结论一致。另外一项针对12名孕妇的水下自行车研究报道称，这种运动对胎儿呼吸运动没有影响[25]。

关于母亲运动对胎儿呼吸运动影响的研究报道结论不一，原因可能在于许多研究中使用的样本量较小，缺乏一致性的锻炼测试，特别是运动强度，以及一致的母体条件。Winn等人的两项研究以及Hatoum等人的研究招募的是有条件的妇女，并使用中等强度到大强度的体力活动，确实证实了胎儿呼吸运动减少的类似结论。在上述所有病例中，胎儿呼吸运动的任何变化都是短暂的，并在运动停止后几分钟内消失。综上所述，这些文献指出了母体条件和急性运动之间的相互作用，这些交互作用会明显影响胎儿的呼吸运动。然而，这一结论很复杂，因为胎儿呼吸活动在自然分娩前几天明显减少[26]。虽然所有的研究都是在孕晚期进行的，但大多数没有提供有关分娩日期的详细信息。

母亲运动后胎儿呼吸运动变化的假设机制之一是轻度胎儿缺氧[24]，这种轻度缺氧与之前报道的运动后即刻胎儿心率（HR）的短暂增加相一致[27-29]。然而，这一推测机制的准确性尚未确定[30]。另一个可能的机制是运动时母体去甲肾上腺素的升高，它可以通过胎盘[31]并降低胎儿呼吸频率[32-33]。

2　体力活动对胎儿身体运动的影响

关于母亲运动对胎儿身体运动影响的文献报道很少。我们发现，少数产妇运动后，要么没有效果，要么胎儿运动减少，轻度和中等强度的运动都缺乏效果。在一项中小强度的跑步机行走试验中，检测17名未受条件影响的孕晚期妇女，Platt等人[34]发现，运动与胎儿运动的变化之间没有相关性。更高强度的运动试验后来复制了这一结果。Katz等人对12名妊娠晚期女性进行了一次中等强度的水下循环运动试验，结果显示运动对胎儿运动没有影响[25]。在这项研究中，孕妇持续踏板3分钟后，心率达到其最大心率的60%，高于胎儿出现心动过缓的阈值[23]。后来对10名怀孕35周、身体健康的孕妇进行的中等强度有氧舞蹈的研究证实了这些结果，表明母亲运动强度的大小对胎体运动无影响[24]。

与此形成对比的是，文献中也报道了胎儿身体运动的减少。如Winn等人[17]发现，在中等强度的跑步机行走过程中，孕妇的胎儿运动明显减少，心率达到最大心率的75%。Manders 等人后来也做了类似的观察[35]。世卫组织发现，12名孕妇高强度自行车试验后的头5分钟内胎儿运动减少。这两项研究都是在妊娠晚期的妇女中进行的。然而，Winn等人[17]只使用有条件限制的孕妇，Manders等人[35]使用无条件限制的孕妇，这可能表明所报道的对胎儿运动的影响是独立于母体条件的。

母体运动和胎体运动相关的机制尚不清楚，然而，人们可以推测母体儿茶酚胺起一定的作用。由于羊水中儿茶酚胺的浓度与母体血液中的儿茶酚胺浓度有关[31]，它们在母亲运动期间的升高[36]可能导致交感神经及肾上腺系统的相应改变。

3　讨论和结论

监测母亲运动期间和运动之后胎儿的呼吸和身体运动，有助于阐明运动和体力活动对胎儿的生理影响。虽然目前的文献是非常有限的，但它确实表明胎儿呼吸和身体运动会受到中等到剧烈的母亲运动的影响。有条件的妇女的胎儿在呼吸运动中似乎表现出短暂的下降，而无条件的妇女的胎儿则表现出增加。在胎儿身体运动的情况下，没有发现这种相关性，无论条件如何，这种运动要么没有变化，要么下降。

尽管有这种趋势，但这方面的研究非常有限。在一些小型研究的基础上，有多个相互矛盾的结果，其中少数参与者的平均值为18±9.5（平均数±标准差）。其他几个限制也可能解释这些模棱两可的结果。首先，这种自我报道的使用可能是不准确的，因为这种资料收集的形式限制了研究的准确性[37]。用自我感知量表和最大心率百分比进行强度的量化让问题更复杂化了，因为这些参数测量了妇女生理反应的不同方面，因此测量的胎儿生理反应也不同，所以很难得出关于运动后胎儿生理如何变化的结论。第二，一些研究没有报道母体条件的水平，这是影响胎儿生理反应的一个重要的相互作用因素，正如前面所述的那样。因此，不区分条件反射妇女和非条件反射妇女的研究可能包含一种隐藏的相互作用效应，可以掩盖慢性运动对胎儿的真正影响。第三，母体饮食、吸烟习惯和饮酒都会影响母体和胎儿生理。忽略对其中任何一项的控制，都会引入未知的相互作用效应，从而导致错误的结论。关于母亲锻炼对胎儿影响的未来研究应该试图控制这些相互作用的参数，或者至少将这些因素作为描述变量。在检查母亲运动和体力活动的研究中使用经验证的体力活动问卷，将进一步有助于更准确地比较研究结果，并得出更具体的结论。

虽然胎儿运动可能预示着胎儿的健康和发育，但它们可能会受到多种因素的影响，这些因素导致胎儿间差异较大[6]，这对胚胎发育有很大的影响。增加样本的数量，试图控制相互作用的因素，以及标准化的运动测试，都可以提供更精确、更广泛的结果。

根据在妊娠期间开展运动的更广泛文献，中度母体运动似乎不会对胎儿产生有害影响[28,34,38]。在母亲锻炼期间和锻炼之后监测胎儿身体和呼吸运动是否有用还有待确定。

4　建议

应鼓励健康孕妇每周至少进行3次适度运动，每次25分钟以上。不考虑母亲的锻炼，胎儿的任何身体运动的长期停止都应该被调查。

未来的研究应该试图控制母亲的条件，如生活方式因素和孕龄，同时标准化运动测试和增加样本的大小。所有这些都可能提供一份关于母亲体育活动对胎儿运动影响的更准确的报告。

研究应调查不同形式的运动的影响，包括但不限于有氧运动、间歇运动、阻力训练和瑜伽。

参考文献

[1]Gustafson KM. Characterization of the fetal diaphragmatic magnetomyogram and the effect of breathing movements on cardiac metrics of rate and variability. Early Hum Dev 2011;87(7):467-475 .

[2]Marsal, K. Ultrasonic assessment of fetal activity. Clin Obstet Gynaecol 1983;10(3): 541-563 .

[3]Neldam S. Fetal movements as an indicator of fetal well-being. Dan Med Bull 1983; 30(4):274-278.

[4] Harding, R. Fetal pulmonary development: the role of respiratory movements. Equine Vet J Suppl 1997;24:32-39 .

[5] Mohammad RI, Boris K. Contractile activity of skeletal musculature involved in breathing is essential for normal lung cell differentiation, as revealed in myf5:myod embryos. Developmental Dynamics 2005;233(3):772-782.

[6]Hof JT, Ilse JM, Nijhuis E, Mulder JH, Nijhuis JG, Narayan H, et al. Longitudinal study of fetal body movements: nomograms, intrafetal consistency, and relationship with episodes of heart rate patterns a and b. Pediatric Research2002; 52(4):568-575 .

[7]Jassawalla, MJ. Reduced fetal movements: interpretation and action. J Obstet Gynaecol India 2011;61(2):141-143.

[8]Rayburn, WF. Fetal body movement monitoring. Obstet Gynecol Clin North Am March 1990;17(1):95-110.

[9]Mangesi, L, Hofmeyr, GJ. Fetal movement counting for assessment of fetal wellbeing. Cochrane Database Syst Rev 2007(1), CD004909.

[10]Thaler, I, Goodman, JD, Dawes, GS. Effects of maternal cigarette smoking on fetal breathing and fetal movements. Am J Obstet Gynecol 1980;138(3):282-287 .

[11]Radestad, I. Fetal movements in the third trimester – important information about wellbeing of the fetus. Sex Reprod Healthc 2010;1(4):119-121.

[12] Nowlan, NC. Biomechanics of fetal movement. Eur Cell Mater 2015;29:1-21 (discussion 21).

[13] Tuffnell, DJ, Cartmill, RS, Lilford, RJ. Fetal movements; factors affecting their perception. Eur J Obstet Gynecol Reprod Biol 1991;39(3):165-167.

[14] Bradford, B, Maude, R. Fetal response to maternal hunger and satiation – novel finding from a qualitative descriptive study of maternal perception of fetal movements. BMC Pregnancy Childbirth 2014;14.

[15] DiPietro JA, Costigan KA, Gurewitsch ED. Fetal response to induced maternal stress. Early Hum Dev 2003;74(2):125-138.

[16] Kinsella, MT, Monk, C. Impact of maternal stress, depression and anxiety on fetal neurobehavioral development. Clin Obstet Gynecol 2009;52(3):425-140.

[17] Winn, HN, Hess, O, Goldstein, I, Wackers, F, Hobbins, JC. Fetal responses to maternal exercise: effect on fetal breathing and body movement. Am J Perinatol 1994;11(4): 263-266.

[18] Devoe, L.D., Murray. C., Youssif, A., M. Arnaud. Maternal caffeine consumption and fetal behavior in normal third trimester pregnancy. Am J Obstet Gynecol, 168(4): 1105-1112.

[19] Eller, DP, Stramm, SL, Newman, RB. The effect of maternal intravenous glucose administration on fetal activity. Am J Obstet Gynecol October

1992;167(4 Pt 1): 1071-1074.

[20] Manning, FA, Platt, LD, Sipos, L. Fetal movements in human pregnancies in the third trimester. Obstet Gynecol 1979;54(6):699-702 .

[21] Marsal, K, Lofgren, O, Gennser, G. Fetal breathing movements and maternal exercise. Acta Obstet Gynecol Scand 1979;58(2):197-201.

[22] Manon, R. Oxidative stress damage as a detrimental factor in preterm birth pathology. Front Immunol 2014;12(5: 567):1-14.

[23] Jakobovits, A. The effect of maternal physical activity on fetal breathing movements. Arch Gynecol 1983;234(1):47-48.

[24] Hatoum, N, Clapp, JF, Newman, MR, Dajani, N, Amini, SB. Effects of maternal exercise on fetal activity in late gestation. J Matern Fetal Med June 1997;6(3):134-139.

[25] Katz, VL, McMurray, R, Berry, MJ, Cefalo, RC. Fetal and uterine responses to immersion and exercise. Obstetrics and Gynecology 1988;72(2):225-230 .

[26] Carmichael, L, Campbell, K, Patrick, J. Fetal breathing, gross fetal body movements, and maternal and fetal heart rates before spontaneous labor at term. Am J Obstet Gynecol 1984;148(5):675-679.

[27] McMurray, RG, Katz, VL, Poe, MP, Hackney, AC. Maternal and fetal responses to low impact aerobic dance. Am J Perinatol July 1995;12(4):282-285.

[28] Brenner IK, Wolfe LA, Monga M, McGrath MJ. Physical conditioning effects on fetal heart rate responses to graded maternal exercise. Med Sci Sports Exerc June 1999; 31(6):792-799.

[29] Barakat, R, Stirling, JR, Zakynthinaki, M, Mulas, AL. Acute maternal exercise during the third trimester of pregnancy, influence on foetal heart rate. Int J Sport Sci 2008;4(13):33-43.

[30] Visser, GH, Mulder, EJ, Prechtl, HF. Studies on developmental neurology in the human fetus. Dev Pharmacol Ther 1992;18(3-4):175-183.

[31] Mitsutani H, Kudo T, Kishimoto Y. Catecholamine concentrations of fetal blood and amniotic fluid during labor. Asia Oceania J Obstet Gynaecol.1987;13(2):249-255.

[32] Murata, Y, Martin, CB, Miyake, K, Socol, M, Druzin, M. Effect of catecholamine on fetal breathing activity in rhesus monkeys. Am J Obstet Gynecol 1981;139(8): 942-947.

[33] Li, A, Nattie, E. Catecholamine neurones in rats modulate sleep, breathing, central chemoreception and breathing variability. J Physiol 2006;570(2):385-396.

[34] Platt, LD, Artal, R, Semel, J, Sipos, L, Kammula, RK. Exercise in pregnancy. ii. fetal responses. Am J Obstet Gynecol 1983;147(5):487-491.

[35] Manders, MA, Sonder, GJ, Mulder, EJ, Visser, GH. The effects of maternal exercise on fetal heart rate and movement patterns. Early Hum Dev May1997;48(3): 237-247.

[36] Artal, R, Platt, LD, Sperling, M, Kammula, RK, Jilek, J, Nakamura, R. Maternal cardiovascular and metabolic responses in normal pregnancy. Am J Obstet Gynecol 1981;140(2):123-127.

[37] Morgan, KL, Rahman MA, Hill RA, Zhou S-M, Bijlsma G, Khanom A, et al. Physical activity and excess weight in pregnancy have independent and unique effects on delivery and perinatal outcomes. PLoS ONE 2014;9(4), e94532.

[38] Barakat, R, Lucia, A, Ruiz, JR. Resistance exercise training during pregnancy and newborn's birth size: a randomised controlled trial. Int J Obes (Lond) 2009;33(9): 1048-1057.

第三章

孕期体育活动与胎儿中枢神经系统和免疫系统健康

母体免疫系统与胎儿免疫系统是双向沟通的，它们之间的相互联系对于保持健康的妊娠、母体免疫能力与胎儿免疫系统的正常发育至关重要[1-3]。母体免疫系统对胎儿胎盘抗原（识别和激活）产生了积极的免疫耐受，在识别这些抗原后，母体免疫系统与一系列保护性免疫调节机制发生反应[1-6]。良好的母体免疫反应在胎儿免疫和中枢神经系统的发育中起着积极的生理作用。免疫系统和中枢神经系统也通过神经和激素途径双向沟通[7-14]。在产前，胎儿血脑屏障（BBB）尚未完全发育，较大的分子（如抗体、细胞因子）可能更容易进入大脑[15]。因此，母体致病性自身抗体的存在、母体免疫激活（MIA）、促炎细胞因子的水平升高、CD4 T细胞（数量/功能）减少是早期免疫功能障碍影响胎儿大脑发育和增加后代神经发育障碍风险的潜在途径[16]，同时也是精神疾病、自身免疫性疾病以及以后的过敏症的潜在途径[17-28]。此外，微生物-肠-脑轴已经显示出可在胎儿正常大脑、免疫系统发育中发挥作用[29]。

　　免疫失调的时间是重要的，因为不同的免疫和神经发育程序取决于不同的胎儿发育阶段而受到不同的影响，这将创建一个敏感的漏洞窗口[30]。胎儿中枢神经系统和免疫系统特别容易受到环境因素的干扰，这些因素可能影响产妇的生理系统，如营养不良、毒素和压力。我们将探讨产前应激和营养不良（营养不足和营养过剩）对围生期神经内分泌应激反应的影响（下丘脑–垂体–肾上腺轴）以及应力敏感的大脑区域和免疫系统如何影响神经发育[29,31-38]。我们也会讨论怀孕期间定期运动对产妇健康的主要好处[39-43]，以及对胎儿和婴儿的影响（例如减少脂肪质量和短期对神经发育的益处）[41,44-49]。尽管有规律的体育活动/运动已经被证明能促进成年人神经可塑性[50-53]和抗炎状态[54-56]。目前尚缺乏评估其对妊娠期中枢神经系统和免疫系统影响的研究。总之，鼓励和实施减轻压力、适当的营养以及在怀孕和生育期间充分的体育活动，可能是一个有效的策略，以抵消冲击发育中胎儿的母体应激和营养不良（肥胖），这种行为干预可能会影响免疫系统和中枢神经系统的早期发育，并有助于预防疾病，以及有助于神经发育和精神疾病的治疗。

1　母胎免疫系统相互作用：免疫耐受

　　母胎免疫系统相互作用的特点是双向通讯，依赖于母体免疫系统对抗原（来自胎儿、胎盘和PAT）的识别。在母体–胎儿界面处，以及在整个怀孕期间，胎儿和母亲细胞的双向影响是经胎盘实现的[2,57]。母体免疫细胞可识别胎儿抗原，导致对同种反应性母体免疫反应的积极抑制和胎儿耐受性的诱导。母体对胎儿胎盘抗原的免疫耐受取决于蜕膜（母细胞和巨噬细胞）母体免疫细胞和滋养层抗原之间的细胞–细胞相互作用，以及对维持健康妊娠、胎儿免疫系统发育与母体免疫功能至关重要的免疫调节机制（例如细胞因子）[2]。与妊娠结局相关的另一个重要的母体免疫调节机制是调节性T细胞的存在（Tregs，最初称为抑制T细胞）和Tregs与Pro炎性Th17细胞之间的平衡[58]，Th17细胞对自身免疫的诱导和对传染病有保护作用[59-66]。Tregs还能抑制Th1（细胞介导的）和Th2（体液介导的）的免疫反应，并发挥多种免疫调节作用（例如，抑制细胞增殖、分化和细胞因子的产生），从而最大限度地减少潜在的免疫病理。在怀孕期间，Tregs（CD4、CD25、FoxP 3）对于建立和维持孕妇在着床和妊娠早期的耐受性是必不可少的[5-6]。

胎儿耐受性的发展可能是由于母体异抗原穿过胎盘和胎儿适应性免疫系统的不同特征而产生的。据报道，胎儿Tregs在建立和维持胎儿耐受性方面也发挥了一定的作用[67-68]，然而，Tregs促进胎儿耐受性的确切机制尚不清楚[6]。

一般来说，在没有附加信号的情况下，胎儿的免疫反应倾向于主动耐受，而不是免疫[69]。然而，胎儿的免疫系统会对外来抗原如传染病和疫苗作出积极的反应[70-71]。该反应模式对理解免疫耐受、对感染性和特应性/过敏性疾病的免疫以及对行为和神经发育的易感性具有重要的影响。

2　免疫系统与中枢神经系统的双向通讯

众所周知，免疫系统和中枢神经系统以双向方式相互通讯[7-8,72-76]。外周细胞因子可通过多种机制影响中枢神经系统（即通过血脑屏障信号传递，在血脑屏障漏出的区域进入大脑，通过主动运输穿越血脑屏障，或激活传入神经/迷走神经通路）[77-79]。细胞因子也在大脑中产生，以响应外周细胞因子的产生[79-80]。细胞因子受体在不同类型的中枢神经系统细胞上表达，如内皮细胞、小胶质细胞、星形胶质细胞和神经元[20,81]以及HPA轴的各个层次[79]。另一方面，压力（例如，心理、生理、免疫）通过两条主要途径从大脑传递到身体：HPA轴，由此产生糖皮质激素（GCs）以及儿茶酚胺（去甲肾上腺素/肾上腺素）的释放。在应激反应的初始阶段，儿茶酚胺和GCs水平的升高促进了炎症反应[22,82-83]。随着应激时间的延长，持续接触应激激素，特别是GCs，开始产生免疫抑制作用，防止炎症反应过度[84]。然而，当应激变为慢性时，高水平的GCs的免疫抑制作用可以抑制免疫的某些方面，从而使其影响不再具有适应性。

此外，过多或太少的GCs活动可能会损害一个人的健康。虽然GCs过度产生/过度活动被认为直接导致不良的行为和生理紊乱（例如精神、神经学、心血管、代谢、免疫紊乱），越来越多的证据表明GCs信号不充分（即低皮质醇症或糖皮质激素抗性）。因此，不受限制的免疫激活可能在应激和炎症相关疾病的发生和表达中发挥重要作用[85-87]。因此，慢性应激不仅与过度抑制免疫系统、增加感染和癌症的易感性有关，而且还与免疫系统亢进有关，在自身免疫性和炎症性疾病的触发和加重中起重要作用[22,88-89]。

重要的是，糖皮质激素抵抗可能与部分糖皮质激素受体（GR）在长期炎性细胞因子和（或）GCs的情况下受损有关[76,90]，如慢性病或慢性心理应激时可能发生的功能受损[91-93]。动物和人类的研究都支持糖皮质激素抵抗作为心理社会应激增强周围炎症的潜在机制的作用，从而表明GR抗炎作用的重要性[94-96]。然而，最近的动物研究表明糖皮质激素的心理应激范式和应激水平增加了对随后的免疫挑战的中枢炎症反应，这种增强的炎症是由GR依赖的小胶质细胞启动介导的[97-98]。此外，精神性和免疫应激源都能诱导类似的神经内分泌（HPA激活）和神经递质在大脑中的变化，因此，让大脑敏感于随后的压力源，如各种精神和神经发育障碍所显示的那样，会导致更多的压力易受伤害状态[99]。

3 免疫系统和中枢神经系统发育

在胎儿时期，由于血脑屏障没有完全发育，较大的分子（例如抗体、细胞因子）可能更容易进入胎儿大脑[15]。血脑屏障的通透性也会随着小胶质细胞活化、感染、创伤或压力的增加而增加，从而增强暴露于大脑的风险，可能影响胎儿神经发育[100]。母体和（或）胎儿免疫功能障碍/过度炎症可能导致神经发育障碍的明确途径尚不完全清楚。如果暴露时间与主要神经发育过程重叠，如细胞迁移、轴突伸长和树突树状成熟，则会影响胎儿脑发育和大脑功能[24,26,28,81,101-104]。此外，微生物–肠–脑轴已被证明在胎儿正常的大脑发育中起作用，并且肠道微生物群多样性的破坏可通过炎症过程的不良调节导致中枢神经系统功能障碍[29]。

母体抗体通过胎盘转移至胎儿，于妊娠第26～第34周迅速增加，母乳喂养期间通过母乳继续转移。虽然母体抗体在提供被动免疫中发挥重要作用，但在发育中的胎儿和新生儿中，靶向中枢神经系统的致病性自身抗体的存在是有害的，因为脑特异性自身抗体的存在与后代认知障碍[105]、强迫症、抽动症[106-108]和神经发育障碍如孤独症谱系障碍（ASD）有关[109-110]。

母体免疫激活还被证明会影响胎儿大脑发育，可能是动物和人类感染病毒、细菌或寄生虫的结果。对小鼠和大鼠的动物研究表明，早期的母体免疫激活会导致认知、行为或脑形态学的异常，这种异常可能会持续很长时间，并且与 ASD、精神分裂症和其他疾病有关[102,111-114]。母体免疫激活后持续时间长的脑和行为异常的一个可能机制是细胞因子和其他炎症介质对神经可塑性的下游作用[115-118]。

在正常发育过程中，细胞因子在大脑中的表达水平很低，与各种神经细胞和非神经细胞（例如小胶质细胞和内皮细胞）相互作用[119]，在脑发育过程中起着重要的作用，如突触模拟、神经发生和神经传递[25]。小胶质细胞、星形胶质细胞和其他中枢神经系统细胞也产生和表达细胞因子受体，特别是对稳态紊乱的反应[20,81]。然而，由于母体免疫激活而引起的过度的细胞因子水平可能会导致脑损伤[21,120-121]。促炎和抗炎细胞因子之间的不平衡与脑发育异常和神经发育紊乱的风险增加有关，包括精神分裂症和孤独症[20-22,104,122-126]，以及其他精神疾病，如严重的抑郁症[22]。有趣的是，过度的抗炎细胞因子也与大脑和行为发育异常有关[22]。因此，促炎和抗炎细胞因子之间的平衡对于正确的中枢神经系统发育是重要的。据推测，在胎儿脑发育过程中，急性中枢神经系统炎症，可能会对胎儿神经发育过程（例如，细胞分化、增殖、迁移和存活）产生负面影响，可以加剧精神分裂症和自闭症脑改变的发展。相反，在晚期胎儿和新生儿期的持续性炎症可能与孤独症症状的发展更相关，而潜伏炎症可能与精神分裂症患者观察到的大脑和行为异常有关[127]。

最近，动物模型已经证实了CD4T细胞在认知和行为中的作用[16,26,128]。据推测，脑膜瘤中的CD4T细胞是重要的，通过产生IL-4来预防中枢神经系统髓样细胞（例如脑膜巨噬细胞和可能的小胶质细胞）的炎性偏斜[16,128]。事实上，小胶质细胞活化/过度激活与神经发育障碍有关，例如自闭症和精神分裂症[81,129-131]。最近的研究还表明，小胶质细胞在出生后神经发育阶段和成人大脑中具有重要的非炎症功能，例如，执行许多稳态功能，包括神经元突触的调节，神经形成，凋亡细胞和碎片的清除，生长因子的产生。因此，受损的微神经胶质功能也与各种神经精神疾病和行为功能障碍相关[132-134]。

最后，微生物–肠–脑轴由肠道微生物群及其与宿主生物体的免疫系统中枢神经系统和胃肠细胞的相互作用组成，已经被证明对大脑发育和以后的健康有着重要的影响[135-136]。肠道微生物群与肠黏膜细胞的相互作用促进免疫耐受，识别病原体，调节各种促炎或抗炎信号的产生，并刺激Th17细胞和TOLL样受体，Th17细胞和TOLL样受体能区分共致病菌并触发免疫过程。因此，完整/多样的微生物群在免疫调节中起着重要的作用。的确，人类发展过程中，减少接触自然环境中的微生物（如在现代、发达国家）可降低免疫调节缺陷，例如可减少慢性炎症性疾病的风险，增强成年后对心理社会压力源的应激反应[137-139]。

这些发现表明，孕期和婴儿早期接触更高水平的非致病性微生物可能对炎症有长期的免疫调节作用，会影响胎儿和婴儿大脑的发育和以后的健康。

4　免疫脆弱性敏感窗口

免疫系统的发育和成熟在胎儿生命早期就开始了，一直延续到婴儿期和幼儿期。在某个时期，免疫细胞具有脆弱性和对环境损害的易感性，例如营养不良和压力。当组织被免疫细胞的前体种下时，就会出现早期易受攻击的窗口，这取决于免疫细胞的类型（例如，髓系细胞为4～7周，淋巴样细胞为8～18周）[2,30,140]。然而，对于脆弱性窗口的时间框架没有绝对的共识。因为随着妊娠的进行，髓系细胞和淋巴样细胞都在继续扩大[140]，还显示了出生后暴露于环境损害（即围产期和早期儿童），以调节免疫应答，并可能对免疫系统编程和免疫反应产生影响[141-144]。在下面的内容中，我们将讨论母亲的压力和营养不良（营养过剩和营养不足）对围产期中枢神经系统和免疫系统的影响，以及如何影响神经发育[33-36]。

5　早期生活应激对中枢神经系统发育的影响：HPA轴和免疫激活的作用

压力是心理健康问题和精神疾病的一个众所周知的危险因

素[32]。在过去的20年里，大量的研究探讨了生活应激对中枢神经系统发育、功能及后期异常行为的影响。在许多假定的压力源中，值得强调的是妊娠期的医疗并发症、母亲的抑郁、母亲的分居和儿童的虐待。传统上被认为与早期生活压力、中枢神经系统发育变化和后来的精神病理有关的神经生物学机制之一是FPA轴的过度激活，导致糖皮质激素（GCs）释放增强[32]。其他机制包括交感神经系统活性升高，导致儿茶酚胺释放增强，炎症细胞因子活性增强[32,145-146]。细胞因子可以促进更多的GC释放，GCs和细胞因子可能在围产期共同作用影响中枢神经系统发育和功能[147]。此外，支持产前免疫系统激活本身对中枢神经系统发育影响的证据也越来越多，以下进行讨论[16,112,134,148-149]。

5.1 母亲压力、皮质醇与边缘系统

孕妇GCs水平的升高可能通过胎盘进入胎儿循环。母体GCs也可能诱发胎盘促肾上腺皮质激素释放激素（CRH）的产生。降低胎儿HPA轴，导致胎儿皮质醇水平升高[145]。为了抵消这些作用，胎盘酶11-β羟类固醇脱氢酶-2型（11-β-hsd 2）将皮质醇转化为不活跃的可的松，从而防止大量母源GCs流失。然而，母亲的压力与11-β-hsd2酶的下调有关，使得更多的母亲GCs能够接触到胎儿[150]。GCs与早期生活的编程有牵连，也就是说，胎儿适应子宫内环境，导致生理、代谢和结构的永久性改变[146]。例如，孕16周左右的母亲皮质醇水平与5岁时后代身体成

分的变化有关[151]。令人信服的证据也来自于一些研究，这些研究评估了早产妇女的后代的健康状况，这些妇女在接受GCs治疗的情况下，可能会早产。一项队列研究发现，产前GCs治疗与14岁时子代血压升高有关[152]。也有流行病学和临床证据支持GCs作为中枢神经系统程序设计的主要调解人的观点。在一项前瞻性研究中，对125位母亲及其后代进行了平均17个月的随访，产前羊水皮质醇水平对婴儿的认知能力有负向预测作用[153-154]。一项有65对母子的纵向研究评估了妊娠期唾液皮质醇水平、海马和杏仁核体积与7岁儿童行为变化之间的潜在联系[154]。妊娠早期母体皮质醇水平升高与女孩右侧杏仁核增大和情感问题有关，但发现母体皮质醇水平和海马体积之间没有关联。

海马和杏仁核整合了肾上腺皮质系统应激处理和反应，包括HPA轴调节和情绪调节、认知（学习和记忆）和威胁/恐惧的处理[155-156]。根据这一假设，在6个月的生活中，产前母亲焦虑与儿童的海马体积相关，增加的焦虑与较慢的海马生长相关[157]。此外，产后焦虑也会影响海马体的生长[157]。此外，人类的一系列研究探讨了压力对杏仁核发育的影响，并显示产前母亲抑郁与新生儿杏仁核结构改变有显著关系[158]。

总之，这些神经影像学研究提示早期生活应激对中枢神经系统结构的影响，主要是杏仁核和海马，在认知和情绪调节中起关键作用。此外，产前母亲焦虑和应激已被证明影响后代的认知和语言功能[159]以及行为和情感症状的发展[154,160]。中枢神经系统的结构和（或）功能性应激介导的损伤可能支持以后生活中精神障碍的发展[161]。由于报告产前孕妇GCs水平与儿童结果（例如认知或行为）之间的显著关联的研究数量相对较少[145]，产前应激可以独立预测婴儿结局[162]，可能会出现其他机制来解释这种关联。

在推测的机制中，母体免疫是一个有趣的候选，因为应激对免疫产生复杂的影响，包括炎症激活和肠道微生物环境的调节[163-165]。事实上，围产期压力与孕妇的促炎状态有关（例如，全身性IL-6和肿瘤坏死因子α水平升高，白细胞介素-10水平降低）[163-164]，与后代大脑发育和行为异常有关。此外，围产期应激（例如，在妊娠晚期或产后早期）已显示可影响后代认知[165]、HPA轴功能[20,29,66]和发育[167]。最后，在动物模型中，围产期压力显示可以调节微生物群环境[164]，它能产生持久的变化，持续到成年[168-169]。正如前面内容所述，微生物–脑–脑轴已经显示出对胎儿脑发育、HPA轴与后期健康的重要影响[29,170]。

5.2   母体免疫激活（MIA）

MIA作为子代神经发育障碍的疾病模型是基于实验动物研究（例如，免疫刺激物引起的MIA）[16]和孕期母体感染的流行病学研究[171-176]。在妊娠期间MIA对子代脑发育的影响刚开始显示出来并且必须做许多工作来描述参与该过程的主要免疫参与者[16]。与脑功能的改变有关的潜在的潜在机制可能与自适应免疫系统的改变（例如，特定T细胞群体的活性）有关[113,177-178]。事实上，细胞因子可以影响神经内分泌功能、神经递质代谢、葡萄糖代谢、区域脑活动和行为[25,73-74,179]，细胞因子活性的改变与精神疾病如ASD、精神分裂症和情绪障碍有关[180-182]。

在产前暴露于脂多糖的大鼠（第10天）表现出更强的焦虑和类似抑郁的行为，这与母鼠神经发生减少以及5-羟色胺能神经元和多巴胺能神经元数量减少有关[38]。大鼠在怀孕期间（第15和第16天）注射脂多糖的青春期后代（年龄28~39天）在海马中表现出N-甲基-d-天冬氨酸（NMDA）受体功能低下[183]。后一项研究证实了一系列的实验结论，表明产前感染或免疫攻击会导致中胚层结构和功能的改变[101]。这些结果表明，产前免疫激活可能影响中枢神经系统的"程序"。此外，经过脂多糖处理的孕鼠，其后代对应激刺激的糖皮质激素反应显著较高[38,184]，因此，观察到的行为改变可能是HPA轴反应性改变的结果。在围产期，HPA轴和免疫相关机制都可能共同作用于中枢神经系统的发育和功能。有报道促炎细胞因子（即IL-1β和IL-1α）基础表达增加，大鼠成年后海马反应性小胶质细胞变化，以及增强小胶质细胞和星形胶质细胞对脂多糖有反应[185]。其他机制也可能导致免疫相关的中枢神经系统改变。例如，妊娠期（第10

天至第15天）和哺乳期（第5天至第10天）大鼠新生儿表现出与氧化应激、参与维持局部甲状腺激素稳态的酶和下游基因表达［例如脑源性神经营养因子（BDNF）］相关的小脑发育障碍[186]。

直接证据支持出生前母体免疫激活对中枢神经系统发育的影响，这可能导致神经发育/精神疾病，在人体内较不稳定。这一假设是基于流行病学研究，表明产前暴露于多种感染之间的关联（例如流感、风疹、弓形虫等），增加患精神分裂症和孤独症的风险。此外，人类和动物的研究表明，细胞因子水平的升高与胎儿脑抗原抗体的存在以及神经发育风险的增加之间存在关联[187]。例如，孕期母体血清中细胞因子IL-8水平的升高与后代患精神分裂症的风险增加有关[17]。妊娠期血清IL-8水平与成年精神分裂症后代脑体积减少（右后扣带回皮质和左内嗅皮质）有关[188]。此外，在患有ASD儿童的母亲中存在针对胎儿脑抗原的抗体已经显示，与人类后代中增加的重复行为以及老鼠和猴子的重复行为（在老鼠和猴子的后代中，当它们的母亲在怀孕期间接触到来自自闭症母亲的抗体时）相关[189]。最后，免疫调节的长期变化也被描述为神经发育障碍，如ASD（例如，与杏仁核增多相关的外周树突状细胞增加）[190]和精神分裂症（例如，较高的血清水平和多种细胞因子的基因表达水平）[191]。

　　总之，动物和人类研究的数据支持了早期生活压力（心理和免疫学）在中枢神经系统发育和随后的长期行为和认知变化中的作用。关于免疫系统的变化，几项人类研究表明，早期生活压力（例如产前母亲压力、焦虑、抑郁）和哮喘[192-195]、感染[196]之间存在相关性。此外，产前母亲焦虑已经被证明对体液和细胞介导的适应性免疫应答有负面影响（例如，减少对疫苗接种的抗体产生和抗原特异性T细胞应答）[36]。虽然这些数据表明，产前产妇的压力或焦虑可以影响后代免疫功能，但更多的对揭示免疫规划机制的研究是必要的。

　　了解应激、免疫功能和大脑改变之间关系的基本过程，对于揭示神经发育的病因学基础以及制定预防这些疾病的干预策略至关重要。最近，对儿童精神病理学的一个精辟的评论突出了通过测量免疫功能的生物标志物在心理/儿科研究中整合心理神经免疫学方法的益处[197]。同样，在围产期，同时评价免疫生物标志物和神经发育的措施可以提供有价值的信息，以促进孕产妇胎儿相互作用关系中健康和疾病问题的解决。

6　母亲营养状况对免疫系统和中枢神经系统发育的影响

　　胎儿发育中的免疫系统与大脑之间复杂的相互作用受到营养状况的高度影响。婴儿出生前和出生后的营养状况是所有器官及系统生长和发育的调节因子，与代谢规划及精神疾病的发展有关[198-199]。产前营养依赖于孕妇怀孕前后的营养状况，并受体重指数（BMI）、压力、炎症状态、吸烟和环境等母体因素的影响。胎盘功能和孕期进一步改变了胎儿的营养环境。产后营养状况取决于母亲营养（纯母乳喂养者）、配方奶粉类型（非母乳喂养的婴儿）和断奶的时间。出生后营养状况、生长速度和肠道微生物群发育状况对消化、代谢稳态、免疫功能和脑发育也有广泛影响。事实上，肠道微生物环境在婴儿免疫系统的发育和成熟中起着关键的作用，在围产期（怀孕和产后）可能受到营养因素的影响。在怀孕期间，来源于食物的抗原通过胎盘转移到羊水中，并导致抗原特异性IgE抗体的产前形成[200]。出生后，母乳、配方奶粉和固体食品的引入会影响微生物群环境、免疫系统成熟以及肠道菌群的口腔耐受性发展[201]。口腔耐受性的最佳发展似乎有一个窗口期，建议年龄在4~6个月。口腔耐受性受损与肠道炎症疾病、食物过敏和乳糜泻有关，如瑞典的一项研究表明，在儿童腹腔疾病流行的情况下，2岁儿童因将辅食引入婴儿饮食的时间从4个月推迟到6个月而出现疾病[202]。

6.1　母体体重和体重指数效应

在出生前和出生后的关键时期营养不良会损害正常的免疫系统和大脑发育与分化[203]。它包括完全母乳喂养的婴儿在怀孕之前、怀孕期间和怀孕之后的营养不足和营养过剩，并与不良的发育结果有关[204]。母体营养不良阻碍胎盘的形成，从而减少胎儿营养素、激素和免疫因子的供应[205]。由此导致的胎儿营养和免疫能力受损对器官的发生、生长和胎儿的发育有着深远的影响，并与短期和长期对发育和发病率的影响有关[31]。母亲营养不良会影响怀孕期间传递给胎儿的免疫因子的质量和数量，也会影响母乳传递给婴儿的免疫因子的质量和数量[33]。母亲的IgG抗体在胎盘上活跃地传递，出现在胎儿体内[206]，在婴儿体内保持完整，直到3～6个月[33]。早产（可由母亲营养不良引起）与较低的IgG婴儿水平有关，因为在出生前4～6周，脐带血中的孕妇IgG水平最高[207]。在小于胎龄的婴儿和出生体重低于正常体重的婴儿中也观察到IgG水平降低[208]。母亲营养不良也被证明对大脑发育有影响。对营养不良的母鼠子代的动物研究观察到下丘脑黑素系统中脑发育的变化，例如受损的神经发育和神经元功能的变化，等等[35]。

母亲高体重指数也会增加妊娠结局的风险，包括流产、先兆子痫、妊娠期糖尿病（GDM）、早产和出生缺陷，以及2型糖尿病和成年期肥胖患者的精神和临床疾病[209-210]。此外，高BMI与炎症有关，而肥胖的个体显示几种炎症标记物的水平增加[211-214]。作为宿主防御系统的一部分，炎症降低了入侵生物体必需营养素的可用性。据报道，肥胖者的维生素和微量元素含量也较低[215]，这可能限制对胎儿和婴儿的重要营养物的传递。

最后，肥胖还与成人和孕妇中某些微量营养素含量低有关（例如叶酸、钴胺、维生素B_6、维生素D、锌和铁）[216-224]。

6.2　微量营养素缺乏和CNS发育/功能

微量营养素对所有细胞的生长和发育都是必不可少的，胎儿期和出生后第一阶段的缺乏与不良结局有关[225]。但是，大部分人对微量营养素的多样性影响和相互作用的知识了解有限，在孕期、哺乳期和婴儿期，关于什么构成了最佳的微量营养素状态没有共识。几种微量营养素在大脑和免疫系统的发育中发挥着重要作用，包括叶酸、钴胺、脂肪酸、维生素A、维生素B_6、维生素D、维生素E、锌、铁[226-237]。例如，产前母体叶酸和钴胺缺乏症与产前生长迟缓和出生后长期大脑缺陷的动物有关[238]，是神经系统发育障碍的危险因素，如神经管缺失[239-240]。最近的研究显示低母体叶酸摄入和语言延迟[241]以及ASD[242]有关联。在后代，重要的是，在母乳喂养的婴儿中，钴胺缺乏也是常见的[243]。即使是儿童时期的中度钴胺缺乏症，也会导致神经功能的恶化，这种症状在治疗后可能会持续下去[244]。此外，其他几种维生素（维生素A和维生素D）和矿物质（铁）也被证明会影响大脑的功能（例如，细胞分化、神经营养因子表达、细胞因子调节、神经递质合成）[233,245]。相反，它们的缺陷与语言障碍[237]、认知能力下降[235]和神经发育障碍有关，如自闭症和精神分裂症[246]。

6.3　微量营养素缺乏与免疫系统发育/功能

在免疫功能方面，母鼠钴糖苷缺乏与小肠组织学改变、小鼠及其后代血液指标和IgA产生细胞的减少有关[247]。此外，叶酸缺乏还与几种以增强的非过敏性Th1型免疫反应和特应性过敏反应为特征的疾病有关[248]。相反，过多暴露在子宫内的叶酸（例如，人体补充叶酸或小鼠富含甲基供体的饮食）会导致更高的下呼吸道感染、小儿喘息、哮喘及小鼠气道多动症及炎症反应[249-251]。然而，最近的一项Meta分析没有发现数据来支持怀孕期间补充叶酸与儿童哮喘风险增加之间的因果关系[252]。因此，关于这个问题的文献报道不一致，或者在子宫内暴露于叶酸太少或过多可能会干扰后代的最佳免疫功能。研究者需要澄清这种关系。最后，其他微量营养素（例如维生素A、锌、铁、维生素E和脂肪酸）的缺乏已被证明会影响后代免疫功能，包括造血功能[229]、抗体产生与淋巴细胞活性[253]、肠内新生菌丝的产生[254]、细胞免疫与杀菌作用[234]，也与炎症性疾病的发展有关，如儿童哮喘和过敏[232]。

总之，孕妇营养不良（营养不足和营养过剩）与胎儿营养不良、免疫能力受损和大脑发育有关，还会增加炎症发生，增加不良妊娠结局的风险。另外，这两种情况都与微量营养素供应不足有关，这也被证明会影响免疫和大脑发育。自1980年以来，产妇超重的发病率一直在稳步上升，超过了世界各地区体重不足的患病率[255]。值得注意的是，孕妇肥胖可能对产妇并发症（例如，剖宫产、高血压、子痫前期、早产、糖耐量减低及GDM）[256-260]以及婴儿（如高血糖、高胆红素血症和巨大儿）[256,260-262]健康产生直接或间接的影响。考虑到孕妇超重和肥胖在怀孕前体重指数高的妇女中更为普遍[263]，因此，孕期适当的营养和充足的体育活动，可能是有用的预防工具，以抵消怀孕期间的压力和营养不良/肥胖的影响。

在下一节中，我们将讨论孕期体育活动对母体和婴儿的有益影响，以及如何通过提高身体健康可以对压力和炎症相关疾病形成有效的缓冲。虽然有规律的体育活动/运动已被证明能促进成人的神经可塑性和抗炎状态，但关于其对孕期中枢神经系统和免疫功能影响的研究尚不多见。

7　怀孕期间有规律体育活动的影响

经常锻炼和运动是对抗压力和许多与压力有关的慢性疾病的关键因素[76,264]。研究表明，有规律的体育活动/锻炼和增强的身体素质可以对很多疾病，如肥胖、心血管疾病（CVD）、2型糖尿病和代谢综合征[265-267]和精神障碍如抑郁、焦虑和认知功能障碍[268-270]的发展起到抑制作用。虽然目前尚不清楚最大限度保护所需的最佳运动量和类型，但已有的研究表明，身体健康状况良好的人和（或）运动水平较高的人表现出的健康问题较少，特别是当他们遇到压力时[265-266]。体能的压力缓冲和促进健康效应的可能生物学机制包括优化神经内分泌应激反应（HPA轴和SNS）[271-274]，包括增强心血管健康[267]，促进抗炎状态[54-55,275]和增加生长因子的表达和神经可塑性[51-53]。鉴于定期运动在减轻炎症，改善胰岛素抵抗，改善心血管疾病、代谢综合征和抑郁症状等方面的作用，本文对此作了简要介绍。运动可能特别有效地降低各种低级别全身炎症，减少神经发育障碍和精神疾病发生。

最近的一项审查评估了怀孕期间运动对母亲、婴儿和儿童的益处[41]，结论认为，怀孕期间的体育活动对母亲、婴儿和儿童都是有益的。孕期母体运动可改善婴儿生理、代谢和心理参数，以及降低儿童发病率和死亡率的风险[41,276]。

孕妇在怀孕期间锻炼的主要好处是减少患心血管疾病[40,277-278]、妊娠糖尿病[277]和肥胖的风险，更重要的是改善睡眠、情绪、心理健康（如改善自我，减少焦虑和抑郁症状）、自我形象和不良姿势[279-283]。这与产前应激影响后代认知[284]、HPA轴功能[285]和神经[167]发生有关。

怀孕期间的急性运动也能提高血清中生长因子水平，例如BDF和IDF-1，这可能是对脑健康有益，包括改善情绪和认知能力[286]。有趣的是，在未怀孕的人群中，运动戒断与增加消极情绪、疲劳和抑郁症状有关[287,288]。同样，怀孕期间的低体力活动与更高程度的焦虑、抑郁和疲劳有关[289]。

　　孕妇孕期锻炼对胎儿的好处包括改善心血管功能[44,47,290-291]，降低高血糖、高胆红素血症和矮小症的风险[47,262,292]，以及改善胎盘和羊水的存活率[48,260,293]。此外，胎儿的获益可能更大，因为如上所述，改善产妇的一般健康和心理健康会产生直接和（或）间接的后果。此外，有规律的运动已经被证明可以通过几种途径来减少与子痫前期相关的胎儿并发症，例如宫内生长受限。这些机制包括通过降低TNF-α水平和增加一氧化氮的生物利用度，促进抗炎状态（例如，减少原炎性细胞因子[294]和增加抗炎细胞因子和改善内皮功能与增强血管舒张反应[295-297]，然而，目前评估孕妇在怀孕期间锻炼对婴儿神经发育作用的研究还很有限[45-46]。有研究发现，孕期运动的母亲其后代Apgar评分（评估新生儿出生后健康状况）较高[279]。

　　此外，经常锻炼的女性其子代婴儿期和5岁时的儿童期定向和自我安慰能力有所提高，一般智力和口头语言得分也有所提高[45-46]。然而，关于子代长期神经发育益处的研究与同时评估孕妇运动对婴儿/儿童免疫功能的研究尚不多见。

8　结论

　　母胎免疫系统是相互作用的，这对于维持健康妊娠、母胎免疫能力和免疫耐受性至关重要。母体免疫系统对胎儿胎盘抗原产生了积极的免疫耐受。在胎儿发育的某一阶段，不适当的MIA可能导致后代神经发育障碍的风险增加（易感窗口）。同样，在没有附加信号的情况下，胎儿免疫系统倾向于表现出主动耐受的状态，而不是免疫状态。然而，胎儿的免疫系统会有积极的反应，尤其容易受到外源性（如营养因子和感染性物质）和内源性（如应激）因素的干扰。

免疫系统和中枢神经系统也以双向方式相互通讯。在胎儿时期，这种双向通讯也会发生，免疫因子（如抗体、细胞因子）可能更容易进入大脑，因为血脑屏障还没有完全发育。母体致病性自身抗体、MIA、升高的促炎细胞因子水平和减少的CD4T细胞（数量/功能）的存在是早期免疫功能障碍的潜在途径，应有助于神经发育/精神疾病研究，然而，这些确定性机制值得进一步调查。此外，微生物群-肠-脑轴已显示在正常大脑、免疫功能和发育中发挥作用，因此，肠道微生物多样性/功能的破坏（通过慢性应激或营养不良）可导致中枢神经系统功能障碍和免疫过程失调。

产前应激和营养不良（营养过度和营养不足）已被证明对围产期免疫系统规划和中枢神经系统发育有影响。有证据表明，早期生活压力会影响中枢神经系统的发育，从而产生长期的行为和认知变化，此关联之下的一个机制是HPA轴的过度激活。然而，免疫相关机制，如MIA增加促炎细胞因子的水平，调节微生物区系环境，也可以独立或与GCs一起影响中枢神经系统的发展和功能。此外，母体营养不良（营养不足和营养过度）已被证明对胎儿免疫系统的发展产生了负面影响（例如，增强炎症、妨碍胎盘和减少胎儿营养和免疫因素的供应）。这些微生物环境、脑发育（例如损害神经发生和神经元功能）和妊娠结局（例如，增加流产、子痫前期、GDM）与微量营养素供应不足有关，也会影响免疫系统和大脑发育。

相反，怀孕期间经常进行体育活动/锻炼可改善产妇的生理健康（例如，减少子痫前期、GDM、焦虑和抑郁症状以及体重加减的风险），还可以改善睡眠和心理健康，改善胎儿/婴儿健康和妊娠结局。最后，对非怀孕个体的研究表明，身体活动对免疫系统和中枢神经系统功能有积极的影响。增强身体素质的生物学机制包括优化神经内分泌应激反应，从而有效地缓冲与压力相关的疾病。提高心血管健康，促进抗炎状态，增加生长因子的表达和神经可塑性。然而，同时评价孕妇运动对胎儿/婴儿/儿童免疫功能的短期和长期神经发育益处的研究尚不多见。

考虑到世界各地区孕妇和非孕妇超重和肥胖的高发率，鼓励和实施减轻压力的战略，采取适当的措施。怀孕和生育期间的锻炼和充足的体力活动可能是对抗压力和营养不良/肥胖对发育中胎儿影响的有效工具。这种行为干预可以影响免疫系统和中枢神经系统的早期发育，并有助于预防神经发育和精神疾病。需要进一步的研究来阐明这种关系和保护的基本机制。最后，通过评价免疫生物标记物（如遗传、表观遗传学、蛋白质组等），将神经免疫方法纳入围产期研究和神经发育措施中（例如，结构、功能、行为等），有可能阐明神经发育/精神疾病的病因，并为制定预防这些疾病的干预战略提供信息。

参考文献

[1]Szekeres-Bartho, J. Immunological relationship between the mother and the fetus[J]. Int. Rev. Immunol. 2002,21 (6):471-495.

[2]Mold, J.E., McCune, J.M. Immunological tolerance during fetal development: from mouse to man[J]. Adv. Immunol.2012,115(3):73-111.

[3]Erlebacher, A. Immunology of the maternal-fetal interface[J].Annu. Rev. Immunol.2013,31(7): 387-411.

[4]Saito, S., Nakashima, A., Shima, T., Ito, M. Th1/Th2/Th17and regulatory T-cell paradigm in pregnancy[J]. Am. J. Reprod.Immunol.2010,63 (6):601-610.

[5]Jiang, T.T., Chaturvedi, V., Ertelt, J.M., et al. Regulatory T cells: newkeys for further unlocking the enigma of fetal tolerance and pregnancy complications[J]. J. Immunol.2014,192 (11), 4949-4956.

[6]Schumacher, A., Zenclussen, A.C. Regulatory T cells:regulators of life[J]. Am. J. Reprod. Immunol. 2014,72 (2):158-170.

[7]Marques-Deak, A., Cizza, G., Sternberg, E.Brain–immune interactions and disease susceptibility[J]. Mol. Psychiatry,2005,10 (3):239-250.

[8]Sternberg, E.M., 2006. Neural regulation of innate immunity: a coordinated nonspecific host response to pathogens[J]. Nat. Rev.Immunol. 6 (4), 318-328.

[9]Silverman, M.N., Sternberg, E.M. Neuroendocrine-immune interactions in rheumatoid arthritis: mechanisms of glucocorticoid resistance[J]. Neuroimmun-omodulation.2008,15 (1):19-28.

[10]Dantzer, R. Cytokine, sickness behavior, and depression.Immunol[J]. Allergy Clin. North Am.2009,29 (2):247-264.

[11]Marques, A.H., Silverman, M.N., Sternberg, E.M. Glucocorticoid dysregulations and their clinical correlates.From receptors to therapeutics[J].

Ann. N Y Acad. Sci. 2009,1179:1-18.

[12] Thayer, J.F., 2009. Vagal tone and the inflammatory reflex[J]. Cleve Clin J. Med. 76 (Suppl 2), S23-26.

[13] Dantzer, R., O' Connor, J.C., Lawson, M.A., Kelley, K.W. Inflammation-associated depression: from serotonin to kynurenine[J]. Psychoneuroendocrinology 2011,36 (3):426-436.

[14] Raison, C.L., Miller, A.H. Is depression an inflammatory disorder[J]? Curr. Psychiatry Rep.2011,13 (6), 467-475.

[15] Diamond, B., Huerta, P.T., Mina-Osorio, P., Kowal, C., Volpe, B.T. Losing your nerves? Maybe it's the antibodies[J]. Nat. Rev.Immunol. 2009,9 (6):449-456.

[16] Filiano, A.J., Gadani, S.P., Kipnis, J.. Interactions of innate and adaptive immunity in brain development and function[J], Brain Res. Aug 7. pii: S0006-8993(14)01023-3,http://dx.doi.org/ 10.1016/j.brainres.2014,07.050, in press. [Epub ahead of print].

[17] Brown, A.S., Begg, M.D., Gravenstein, S., Schaefer.A.,Wyatt,R. J.,Bresnahan,M.,Babulas, V.P.,Susser, E.S. Serologic evidence of prenatal influenza in the etiology of schizophrenia[J]. Arch. Gen. Psychiatry .2004,61 (8):774-780.

[18] Bresnahan, M., Schaefer, C.A., Brown, A.S., Susser, E.S. Prenatal determinants of schizophrenia: what we have learned thus far[J]? Epidemiol. Psichiatr. Soc. 2005,14 (4):194-197.

[19] Ellman, L.M., Susser, E.S. The promise of epidemiologic studies: neuroimmune mechanisms in the etiologies of brain disorders[J]. Neuron.2009,64 (1):25-27.

[20] Bilbo, S.D., Jones, J.P., Parker, W. Is autism a member of a family of diseases resulting from genetic/cultural mismatches? Implications for treatment and prevention[J].Autism Res. Treat. 2012, 11.

[21] Deverman, B.E., Patterson, P.H. Cytokines and CNS development[J]. Neuron 2009,64 (1):61-78.

[22]Dhabhar, F.S. Enhancing versus suppressive effects of stress on immune function: implications for immunoprotection and immunopathology[J]. Neuroimmunomodu-lation. 2009,16 (5):300-317.

[23]Lee, J.Y., Huerta, P.T., Zhang, J., Kowal, C., Bertini, E., Volpe, B.T.,Diamond, B. Neurotoxic autoantibodies mediate congenital cortical impairment of offspring in maternal lupus[J].Nat. Med.2009,15 (1):91-96.

[24]Derecki, N.C., Cardani, A.N., Yang, C.H., Quinnies, K.M., Crihfield, A.,Lynch, K.R., Kipnis, J. Regulation of learning and memory by meningeal immunity: a key role for IL-4[J]. J. Exp. Med. 2010,207 (5):1067-1080.

[25]Yirmiya, R., Goshen, I. Immune modulation of learning, memory, neural plasticity and neurogenesis[J]. Brain Behav.Immun. 2011,25 (2):181-213.

[26]Baruch, K., Schwartz, M. CNS-specific T cells shape brain function via the choroid plexus[J]. Brain Behav. Immun.2013,34(4):11-16.

[27]Meyer, U. Developmental neuroinflammation and schizophrenia. Prog. Neuropsycho pharmacol[J]. Biol. Psychiatry,2013,42(8):20-34.

[28]Rattazzi, L., Piras, G., Ono, M., Deacon, R., Pariante, C.M.,D' Acquisto, F.. CD4(þ) but not CD8(þ) T cells revert the impaired emotional behavior of immunocompromised RAG-1-deficientmice[J]. Transl. Psychiatry.2013,3(3): e280.

[29]Rook, G.A., Lowry, C.L., Raison, C.L. Hygiene and other early childhood influences on the subsequent function of the immune system. Brain Res. Apr 13. pii: S0006-8993(14) 00481-8,http://dx.doi.org/10.1016/ j.brainres[J].2014.04(004), in press. [Epub ahead of print].

[30]Dietert, R.R., Dietert, J.M. Potential for early-life immune insult including developmental immunotoxicity in autism and autism spectrum disorders: focus on critical windows of immune vulnerability[J]. J. Toxicol. Environ. Health B Crit. Rev. 2008,11(8): 660-680.

[31]Jansson, T., Powell, T.L. Role of the placenta in fetal programming: underlying mechanisms and potential interventional approaches[J]. Clin Sci. (London).2007,113 (1):1-13.

[32]Lupien, S.J., McEwen, B.S., Gunnar, M.R., Heim, C. Effects of stress throughout the lifespan on the brain, behaviour and cognition[J]. Nat. Rev. Neurosci. 2009,10 (6):434-445.

[33]Palmer, A.C.. Nutritionally mediated programming of the developing immune system[J]. Adv. Nutr. 2011,2 (5):377-395.

[34]PrabhuDas, M., Adkins, B., Gans, H., King, C., Levy, O., Ramilo, O.,Siegrist, C.A.. Challenges in infant immunity:implications for responses to infection and vaccines[J]. Nat.Immunol. 2011,12 (3):189-194.

[35]Breton, C.The hypothalamus-adipose axis is a key target of develop-mental programming by maternal nutritional manipulation[J]. J.Endocrinol.2013,216(2): R19-31.

[36]O' Connor, T.G., Winter, M.A., Hunn, J., Carnahan, J., Pressman, E.K., Glover, V.,Robertson-Blackmore, E., Moynihan, J.A., Lee,F.E., Caserta, M.T.. Prenatal maternal anxiety predicts reduced adaptive immunity in infants[J]. Brain Behav. Immun. 2013,32(6):21-28.

[37]Reynolds, R.M.. Glucocorticoid excess and the developmental origins of disease: two decades of testing the hypothesis—2012 Curt Richter Award Winner[J]. Psychoneuroendocrinology.2013,38 (1):1-11.

[38]Lin, Y.L., Wang, S. Prenatal lipopolysaccharide exposure increases depression-like behaviors and reduces hippocampal neurogenesis in adult rats[J]. Behav. Brain Res. 2014,259(6): 24-34.

[39]Pivarnik, J.M., Ayres, N.A., Mauer, M.B., Cotton, D.B., Kirshon, B.,Dildy, G.A.. Effects of maternal aerobic fitness on cardiorespiratory responses to exercise[J]. Med. Sci. Sports Exerc. 1993,25 (9):993-998.

[40]Genest, D.S., Falcao, S., Gutkowska, J., Lavoie, J.L. Impact of exercise training on preeclampsia: potential preventive mechanisms[J]. Hypertension.2012,60 (5):1104-1109.

[41]Prather, H., Spitznagle, T., Hunt, D. Benefits of exercise during pregnancy[J]. PM R 4 (11), 2012:845-850 (quiz 850).

[42]Robledo-Colonia, A.F., Sandoval-Restrepo, N., MosqueraValderrama, Y.F., Escobar-Hurtado, C., Ramirez-Velez, R. Aerobic exercise training during pregnancy reduces depressive symptoms in nulliparous women: a randomised trial[J]. J. Physiother. 2012,58 (1), 9-15.

[43]Ruchat, S.M., Davenport, M.H., Giroux, I., Hillier, M., Batada, A.,Sopper, M.M., Hammond, J.M., Mottola, M.F. Nutrition and exercise reduce excessive weight gain in normal-weight pregnant women[J]. Med. Sci. Sports Exerc. 2012,44 (8):1419– 1426.

[44]Brenner, I.K.,Wolfe, L.A., Monga, M., McGrath, M.J. Psysical conitioning effects on fetal heart rate responses to graded maternal exercise[J]. Med. Sci. Sports Exerc. 1993,31(4):792-799.

[45]Clapp 3rd, J.F. Morphometric and neurodevelopmental outcome at age five years of the offspring of women who continued to exercise regularly throughout pregnancy[J].J. Pediatr. 1996,129 (6):856-863.

[46]Clapp 3rd, J.F., Simonian, S., Lopez, B., Appleby-Wineberg, S.,Harcar-Sevcik, R.. The one-year morphometric and neurodevelopmental outcome of the offspring of women who continued to exercise regularly throughout pregnancy[J]. Am. J.Obstet. Gynecol.1998,178 (3):594-599.

[47]Clapp 3rd, J.F., Kim, H., Burciu, B., Lopez, B.. Beginning regular exercise in early pregnancy: effect on fetoplacental growth[J]. Am. J. Obstet. Gynecol.2000,183 (6):1484-1488.

[48]San Juan Dertkigil, M., Cecatti, J.G., Sarno, M.A., Cavalcante, S.R.,Marussi, E.F.. Variation in the amniotic fluid index following moderate physical activity in water during pregnancy[J]. Acta Obstet. Gynecol. Scand.2007, 86 (5):547-552.

[49]May, L.E., Suminski, R.R., Langaker, M.D., Yeh, H.W., Gustafson, K.M. Regular maternal exercise dose and fetal heart outcome[J].Med .Sci. Sports Exerc. 2012,44 (7):1252-1258.

[50]Dishman, R.K., Berthoud, H.R., Booth, F.W., Cotman, C.W., Edgerton,V. R., Fleshner, M.R., Gandevia, S.C., Gomez-Pinilla, F.,Greenwood, B.N., Hillman, C.H., Kramer, A.F., Levin, B.E., Moran,T.H., Russo-Neustadt, A.A., Salamone, J.D., Van Hoomissen, J.D.,Wade, C.E., York, D.A., Zigmond, M.J. Neurobiology of exercise[J]. Obesity (Silver Spring).2006,14 (3):345-356.

[51]Cotman, C.W., Berchtold, N.C., Christie, L.A. Exercise builds brain health: key roles of growth factor cascades and inflammation[J].Trends Neurosci. 2007.12(7): 334-354.

[52]Knaepen, K., Goekint, M., Heyman, E.M., Meeusen, R. Neuroplasticity exercise-induced response of peripheral brain-derived neurotrophic factor: a systematic review of experimental studies in human subjects[J]. Sports Med. 2010,40 (9):765-801.

[53]Hayes, S.M., Hayes, J.P., Cadden, M., Verfaellie, M. A review of cardiorespiratory fitness-related neuroplasticity in the aging brain[J]. Front Aging Neurosci. 2013,5(31):23-33.

[54]Gleeson, M., Bishop, N.C., Stensel, D.J., Lindley, M.R., Mastana,S.S., Nimmo, M.A. The anti-inflammatory effects of exercise: mechanisms and implications for the prevention and treatment of disease[J]. Nat. Rev. Immunol. 2011,11 (9), 607-615.

[55]Hamer, M., Endrighi, R., Poole, L. Physical activity, stress reduction, and mood: insight into immunological mechanisms[J]. Methods Mol. Biol. 2012,934:89-102.

[56]Hayes, S.M., Hayes, J.P., Cadden, M., Verfaellie, M. A review of cardiorespiratory fitness-related neuroplasticity in the aging brain[J]. Front Aging Neurosci. 2013,5(31):56-78.

[57]Taglauer, E.S., Adams Waldorf, K.M., Petroff, M.G. The hidden maternal-fetal interface: events involving the lymphoid organs in maternal-fetal tolerance[J]. Int. J. Dev. Biol.2010,54 (2-3), 421-430.

[58]Wang, W.J., Hao, C.F., Yi, L., Yin, G.J., Bao, S.H., Qiu, L.H., Lin, Q.D. Increased prevalence of T helper 17 (Th17) cells in peripheral blood and decidua in unexplained recurrent spontaneous abortion patients[J]. J. Reprod Immunol.2010,84 (2),164-170.

[59]O'Garra, A., Vieira, P. Regulatory T cells and mechanisms of immune system control[J]. Nat. Med. 2004,10 (8):801-805.

[60]Cederbom, L., Hall, H., Ivars, F. CD4þ CD25þ regulatory T cells down-regulate co-stimulatory molecules on antigenpresenting cells[J]. Eur. J. Immunol. 2000,30 (6):1538-1543.

[61]Piccirillo, C.A., Shevach, E.M. Cutting edge: control of CD8þT cell

activation by CD4þ CD25þ immunoregulatory cells[J].J. Immunol.2001,167 (3):1137-1140.

[62]Misra, N., Bayry, J., Lacroix-Desmazes, S., Kazatchkine, M.D.,Kaveri, S.V. Cutting edge: human CD4þ CD25þ T cells restrain the maturation and antigen-presenting function of dendritic cells[J].J. Immunol.2004, 172 (8):4676-4680.

[63]Ghiringhelli, F., Menard, C., Terme, M., Flament, C., Taieb, J.,Chaput, N., Puig, P.E., Novault, S., Escudier, B., Vivier, E.,Lecesne, A., Robert, C., Blay, J.Y., Bernard, J., Caillat-Zucman,S., Freitas, A., Tursz, T., Wagner-Ballon, O., Capron, C.,Vainchencker, W., Martin, F., Zitvogel, L. CD4þ CD25þ regulatory T cells inhibit natural killer cell functions in a transforming growth factor-beta-dependent manner[J]. J. Exp.Med. 2005,202 (8), 1075-1085.

[64]Lim, H.W., Hillsamer, P., Banham, A.H., Kim, C.H. Cutting edge: direct suppression of B cells by CD4þ CD25þ regulatory T cells[J]. J. Immunol.2005,175 (7), 4180-4183.

[65]Taams, L.S., van Amelsfort, J.M., Tiemessen, M.M., Jacobs, K.M.,de Jong, E.C., Akbar, A.N., Bijlsma, J.W., Lafeber, F.P. Modulation of monocyte/macrophage function by human CD4þ CD25þ regulatory T cells[J]. Hum. Immunol.2005,66 (3), 222-230.

[66]Mempel, T.R., Pittet, M.J., Khazaie, K., Weninger, W., Weissleder,R., von Boehmer, H., von Andrian, U.H. Regulatory T cells reversibly suppress cytotoxic T cell function independent of effector differentiation[J]. Immunity.2006,25(1),129-141.

[67]Aluvihare, V.R., Kallikourdis, M., Betz, A.G. Regulatory T cells mediate maternal tolerance to the fetus[J]. Nat. Immunol.2004, 5(3), 266-271.

[68]Saito, S., Sasaki, Y., Sakai, M. CD4(þ)CD25high regulatory T cells in human pregnancy[J]. J. Reprod. Immunol. 2005,65 (2),111-120.

[69]Munoz-Suano, A., Hamilton, A.B., Betz, A.G. Gimme shelter:the immune system during pregnancy[J]. Immunol. Rev.2011,241 (1),20-38.

[70]Marchant, A., Appay, V., Van Der Sande, M., Dulphy, N., Liesnard,C., Kidd, M., Kaye, S., Ojuola, O., Gillespie, G.M., Vargas Cuero,A.L., Cerundolo, V., Callan, M., McAdam, K.P., Rowland-Jones,S.L., Donner, C., McMichael, A.J., Whittle, H. Mature CD8(þ) T lymphocyte response to viral infection during fetal life[J].J. Clin Invest. 2003,111 (11):1747-1755.

[71]Rastogi, D., Wang, C., Mao, X., Lendor, C., Rothman, P.B., Miller,R.L. Antigen-specific immune responses to influenza vaccine in utero[J]. J. Clin Invest. 2007,117 (6):1637-1646.

[72]Elenkov, I.J., Wilder, R.L., Chrousos, G.P., Vizi, E.S. The sympathetic

nerve-an integrative interface between two supersystems: the brain and the immune system[J]. Pharmacol. Rev. 2000,52 (4):595-638.

[73]Dantzer, R., O'Connor, J.C., Freund, G.G., Johnson, R.W., Kelley,K. W.From inflammation to sickness and depression:when the immune system subjugates the brain[J]. Nat. Rev. Neurosci.2008,9 (1):46-56.

[74]Miller, A.H., Maletic, V., Raison, C.L.Inflammation and its discontents: the role of cytokines in the pathophysiology of major depression[J]. Biol. Psychiatry,2009,65 (9):732-741.

[75]Tracey, K.J. Reflex control of immunity. Nat[J]. Rev. Immunol.2009,9 (6):418-428.

[76]Silverman, M.N., Sternberg, E.M. Glucocorticoid regulation of inflammation and its functional correlates: from HPA axis to glucocorticoid receptor dysfunction[J]. Ann. N Y Acad. Sci. 2012,1261:55-63.

[77]Goehler, L.E., Gaykema, R.P., Hansen, M.K., Anderson, K., Maier, S.F.,Watkins, L.R. Vagal immune-to-brain communication: a visceral chemosensory pathway[J]. Auton. Neurosci. 2000,85 (1-3), 49-59.

[78]Rivest, S., Lacroix, S., Vallieres, L., Nadeau, S., Zhang, J.,Laflamme, N., 2000. How the blood talks to the brain parenchyma and the paraventricular nucleus of the hypothalamus during systemic inflammatory and infectious stimuli[J]. Proc. Soc. Exp. Biol. Med. 223 (1), 22-38.

[79]Silverman, M.N., Pearce, B.D., Biron, C.A., Miller, A.H. Immune modulation of the hypothalamic-pituitary-adrenal (HPA) axis during viral infection[J]. Viral. Immunol. 2005,18 (1):41-78.

[80]Banks, W.A., Erickson, M.A.The blood-brain barrier and immune function and dysfunction[J]. Neurobiol. Dis. 2010,37 (1):26-32.

[81]Bilbo, S.D., Schwarz, J.M. Early-life programming of laterlife brain and behavior: a critical role for the immune system[J].Front Behav. Neurosci. 2009,3(14):33-44.

[82]Elenkov, I.J., Chrousos, G.P. Stress, cytokine patterns and susceptibility to disease. Baillieres Best Pract[J]. Res. Clin Endocrinol. Metab .1999,13 (4):583-595.

[83]McEwen, B.S. Interacting mediators of allostasis and allostatic load: towards an understanding of resilience in aging[J]. Metabolism. 2003,52 (10 Suppl 2):10-16.

[84]Sapolsky, R.M., Romero, L.M., Munck, A.U. How do glucocorticoids influence stress responses? Integrating permissive, suppressive, stimulatory, and preparative actions[J]. Endocr. Rev. 2000,21 (1):55-89.

[85]Raison, C.L., Capuron, L.,Miller, A.H. Cytokines sing the blues: inflammation and the pathogenesis of depression[J].Trends Immunol.2006,

27 (1):24-31.

[86]Sephton, S.E., Lush, E., Dedert, E.A., Floyd, A.R., Rebholz, W.N.,Dhabhar, F.S., Spiegel, D., Salmon, P. Diurnal cortisol rhythm as a predictor of lung cancer survival[J]. Brain Behav. Immun. 2013,30 (Suppl):S163-170.

[87]Raison, C.L., Miller, A.H., . When not enough is too much: the role of insufficient glucocorticoid signaling in the pathophysiology of stress-related disorders[J]. Am. J. Psychiatry.2003,160 (9):1554-1565.

[88]Frasure-Smith, N., Lesperance, F. Depression and cardiac risk: present status and future directions[J]. Heart. 2010,96 (3):173-176.

[89]Steptoe, A., Kivimaki, M., 2013. Stress and cardiovascular disease:an update on current knowledge[J]. Annu. Rev. Public Health 34,337-354.

[90]Pace, T.W., Hu, F., Miller, A.H. Cytokine-effects on glucocorticoid receptor function: relevance to glucocorticoid resistance and the pathophysiology and treatment of major depression[J]. Brain Behav. Immun. 2007,21 (1):9-19.

[91]Avitsur, R., Powell, N., Padgett, D.A., Sheridan, J.F. Social interactions, stress, and immunity[J]. Immunol. Allergy Clin.North. Am. 2009,29 (2):285-293.

[92]Black, P.H. The inflammatory response is an integral part of the stress response: implications for atherosclerosis, insulin resistance, type II diabetes and metabolic syndrome X[J]. Brain Behav. Immun. 2003,17 (5), 350-364.

[93]Kiecolt-Glaser, J.K., Glaser, R. Depression and immune function: central pathways to morbidity and mortality[J]. J.Psychosom. Res. 2002,53 (4), 873-876.

[94]Avitsur, R., Powell, N., Padgett, D.A.,Sheridan, J.F. Social interactions, stress, and immunity[J]. Immunol. Allergy Clin.North. Am. 2009,29 (2), 285-293.

[95]Miller, A.H., Maletic, V., Raison, C.L. Inflammation and its discontents: the role of cytokines in the pathophysiology of major depression[J]. Biol. Psychiatry,2009, 65 (9), 732-741.

[96]Rohleder, N. Acute and chronic stress induced changes in sensitivity of peripheral inflammatory pathways to the signals of multiple stress systems–2011 Curt Richter AwardWinner[J],Psychoneuroendocrinology,2012,37(3):307-316,http://www.ncbi.nlm.nih.gov/pubmed/22226321.

[97]Sorrells, S.F., Sapolsky, R.M. An inflammatory review of glucocorticoid actions in the CNS[J].Brain Behav.Immun.2007,21(3):259-272, http://www. ncbi.nlm. nih .gov/pmc/articles/ PMC1997278/.

[98]Frank, M.G., Thompson, B.M., Watkins, L.R., Maier, S.F., Glucocorticoids mediate stress-induced priming of microglial proinflammatory responses[J]. Brain Behav. Immun. 2012,26 (2):337-345.

[99]Hayley, S., Merali, Z., Anisman, H., 2003. Stress and cytokineelicited neuroendocrine and neurotransmitter sensitization:implications for depressive illness[J]. Stress 6, 19-32.

[100]Prat, A., Behrendt, M., Marcinkiewicz, E., Boridy, S., Sairam, R.M.,Seidah, N.G., Maysinger, D. A novel mouse model of Alzheimer's disease with chronic estrogen deficiency leads to glial cell activation and hypertrophy[J]. J. Aging Res. 2011,251517.

[101]Meyer, U., Feldon, J. Neural basis of psychosis-related behaviour in the infection model of schizophrenia[J]. Behav.Brain Res. 2009,204 (2):322-334.

[102]Patterson, P.H. Maternal infection and immune involvement in autism[J]. Trends Mol. Med. 2011,17 (7):389-394.

[103]Patterson, P.H. Maternal infection and autism[J]. Brain Behav.Immun. 2012,26 (3):393.

[104]Depino, A.M. Peripheral and central inflammation in autism spectrum disorders[J]. Mol. Cell Neurosci. 2013,53:69-76.

[105]Lee, J.Y., Huerta, P.T., Zhang, J., Kowal, C., Bertini, E., Volpe, B.T.,Diamond, B.Neurotoxic autoantibodies mediate congenital cortical impairment of offspring in maternal lupus[J].Nat. 2009,Med. 15 (1), 91-96.

[106]Yeh, C.B., Wu, C.H., Tsung, H.C., Chen, C.W., Shyu, J.F., Leckman,J.F. Antineural antibody in patients with Tourette's syndrome and their family members[J]. J. Biomed. Sci. 2006,13 (1):101-112.

[107]Maina, G., Albert, U., Bogetto, F., Borghese, C., Berro, A.C., Mutani, R.,Rossi, F., Vigliani, M.C. Anti-brain antibodies in adult patients with obsessive-compulsive disorder[J]. J. Affect Disord.2009,116 (3):192-200.

[108]Martino, D., Dale, R.C., Gilbert, D.L., Giovannoni, G., Leckman, J.F.,2009. Immunopathogenic mechanisms in tourette syndrome:a critical review[J]. Mov. Disord. 24 (9):1267-1279.

[109]Braunschweig, D., Duncanson, P., Boyce, R., Hansen, R., Ashwood, P.,Pessah, I.N., Hertz-Picciotto, I., Van de Water, J.. Behavioral correlates of maternal antibody status among children with autism[J]. J. Autism. Dev. Disord. 2012,42 (7):1435-1445.

[110]Gesundheit, B., Rosenzweig, J.P., Naor, D., Lerer, B., Zachor, D.A.,Prochazka, V., Melamed, M., Kristt, D.A., Steinberg, A.,Shulman, C., Hwang, P., Koren, G., Walfisch, A., Passweg, J.R.,Snowden, J.A., Tamouza, R., Leboyer, M., Farge-Bancel, D.,Ashwood, P.. Immunological and autoimmune considerations of autism spectrum disorders[J]. J. Autoimmun. 2013,44:1-7.

[111]Meyer, U., Feldon, J. Epidemiology-driven neurodevelopmental animal

models of schizophrenia[J]. Prog. Neurobiol. 2010,90 (3):285-326.

[112]Brown, A.S.,Patterson,P.H. Maternal infection and schizophrenia: implications for prevention[J]. Schizophr. Bull,2011,37(2):284-290.

[113]Hsiao, E.Y., Patterson, P.H. Activation of the maternal immune system induces endocrine changes in the placenta via IL-6[J]. Brain Behav. Immun. 2011,25 (4):604-615.

[114]Meyer, U., Schwarz, M.J., Mü ller, N.. Inflammatory processes in schizophrenia: a promising neuroimmunological target for the treatment of negative/cognitive symptoms and beyond.Pharmacol[J]. Ther. 2011,132 (1):96-110.

[115]Smith, S.E., Li, J., Garbett, K., Mirnics, K., Patterson, P.H. Maternal immune activation alters fetal brain development through interleukin-6[J]. J. Neurosci. 2007,27 (40):10695-10702.

[116]Meyer, U., Feldon, J., . Prenatal exposure to infection: a primary mechanism for abnormal dopaminergic development in schizophrenia[J]. Psychopharmacology (Berl) 2009,206 (4):587-602.

[117]Garay, P.A., Hsiao, E.Y., Patterson, P.H., McAllister, A.K.. Maternal immune activation causes age and region-specific changes in brain cytokines in offspring throughout development[J]. Brain Behav. Immun.2013,31:54-68.

[118]Raison, C.L., Miller, A.H. Malaise, melancholia and madness: the evolutionary legacy of an inflammatory bias[J].Brain Behav. Immun.2013,31:1-8.

[119]Deverman, B.E., Patterson, P.H., 2009. Cytokines and CNS development[J]. Neuron 64 (1):61-78.

[120]Dammann, O., O'Shea, T.M., 2008. Cytokines and perinatal braindamage[J]. Clin. Perinatol. 35 (4):643-663 (v).

[121]Patterson, P.H.. Immune involvement in schizophrenia andautism: etiology, pathology and animal models[J]. Behav. BrainRes.2009,204 (2):313-321.

[122]Brown, A.S., Cohen, P., Greenwald, S., Susser, E. Nonaffective psychosis after prenatal exposure to rubella[J]. Am.J. Psychiatry 2000,157 (3):438-443.

[123]Meyer, U., Feldon, J., Schedlowski, M., Yee, B.K. Immunological stress at the maternal–foetal interface: a linkbetween neurodevelopment and adult psychopathology[J]. Brain Behav. Immun. 2006,20 (4):378-388.

[124]Meyer, U., Feldon, J., Yee, B.K.. A review of the fetal brain cytokine imbalance hypothesis of schizophrenia[J]. Schizophr.Bull.2009,35 (5):959-972.

[125]Boksa, P. Effects of prenatal infection on brain developmentand behavior: a review of findings from animal models[J]. Brain Behav. Immun.2010,24

(6):881-897.

[126]Capuron, L., Miller, A.H.. Immune system to brain signaling:neuropsychop-harmacological implications[J]. Pharmacol. Ther.2011,130 (2):226-238.

[127]Meyer, U., Schwarz, M.J., Müller, N. Inflammatory processes in schizophrenia: a promising neuroimmunological target for the treatment of negative/cognitive symptoms and beyond.Pharmacol[J]. Ther. 2011,132 (1):96-110.

[128]Kipnis, J., Gadani, S., Derecki, N.C.. Pro-cognitive propertiesof T cells[J]. Nat. Rev. Immunol.2012,12 (9):663-669.

[129]Morgan, J.T., Chana, G., Pardo, C.A., Achim, C., Semendeferi, K.,Buckwalter, J., Courchesne, E., Everall, I.P. Microglial activation and increased microglial density observed in the dorsolateral prefrontal cortex in autism[J]. Biol. Psychiatry.2010,68 (4):368-376.

[130]Hsiao, E.Y. Immune dysregulation in autism spectrum disorder[J]. Int. Rev. Neurobiol. 2013,113:269-302.

[131]Najjar, S., Pearlman, D.M. Neuroinflammation and white matter pathology in schizophrenia: systematic review[J].Schizophr Res.2014,12(4):322-354.

[132]Chen, S.K., Tvrdik, P., Peden, E., Cho, S., Wu, S., Spangrude, G.,Capecchi, M.R.Hematopoietic origin of pathological grooming in Hoxb8 mutant mice[J]. Cell 2010,141 (5):775-785.

[133]Cronk, J.C., Kipnis, J. Microglia-the Brain's Busy Bees.F1000Prime Rep. vol. 2013,5, p. 53, http://www.ncbi.nlm.nih.gov/pmc/articles/PMC3854698/.

[134]Leckman, J.F. Commentary: What does immunology have to do with brain development and psychopathology?—a commentary on O' Connor et al[J]. J. Child Psychol. Psychiatry.2014,55 (6):632-634.

[135]Rook, G.A. 99th Dahlem conference on infection,inflammation and chronic inflammatory disorders: darwinian medicine and the 'hygiene' or 'old friends' hypothesis[J]. Clin. Exp. Immunol.2010,160 (1):70-79.

[136]Nauta, A.J., Ben Amor, K., Knol, J., Garssen, J., van der Beek, E.M. Relevance of pre-and postnatal nutrition to development and interplay between the microbiota and metabolic and immune systems[J]. Am. J. Clin. Nutr. 98(2), 586S-593S,http://ajcn.nutrition.org/content/early/2013/07/03/ajcn.112.039644.full.pdf+html.

[137]Gimeno, D., Kivimaki, M., Brunner, E.J., Elovainio, M., De Vogli, R.,Steptoe, A., Kumari, M., Lowe, G.D., Rumley, A., Marmot, M.G.,Ferrie, J.E. Associations of C-reactive protein and interleukin-6 with cognitive symptoms of depression: 12-year follow-up of the Whitehall II study[J]. Psychol. Med.2009,39 (3):413-423.

[138]Howren, M.B., Lamkin, D.M., Suls, J.Associations of depression with

C-reactive protein, IL-1, and IL-6: a metaanalysis[J]. Psychosom. Med.2009,71 (2):171-186.

[139]Dowlati, Y., Herrmann, N., Swardfager, W., Liu, H., Sham, L.,Reim, E.K., Lanctot, K.L.. A meta-analysis of cytokines in major depression[J]. Biol. Psychiatry.2010,67 (5):446-457.

[140]Leibnitz, R. Development of the human immune system.CRC, Boca Raton[J], FL.2005,56(5):338-354.

[141]Danese, A., Moffitt, T.E., Harrington, H., Milne, B.J., Polanczyk, G.,Pariante, C.M., Poulton, R., Caspi, A. Adverse childhood experiences and adult risk factors for age-related disease:depression, inflammation, and clustering of metabolic risk markers[J]. Arch. Pediatr. Adolesc. Med. 2009,163 (12):1135-1143.

[142]Suglia, S.F., Duarte, C.S., Sandel, M.T., Wright, R.J. Social and environmental stressors in the home and childhood asthma[J]. J. Epidemiol. Community Health.2010, 64 (7):636-642.

[143]Levandowski, M.L., Viola, T.W., Tractenberg, S.G., Teixeira, A.L.,Brietzke, E., Bauer, M.E., Grassi-Oliveira, R. Adipokines during early abstinence of crack cocaine in dependent women reporting childhood maltreatment[J]. Psychiatry Res. 2013,210 (2):536-540.

[144]Danese, A., Tan, M. Childhood maltreatment and obesity:systematic review and meta-analysis[J]. Mol. Psychiatry.2014,19 (5):544-554.

[145]Beijers, R., Buitelaar, J.K., de Weerth, C. Mechanisms underlying the effects of prenatal psychosocial stress on child outcomes: beyond the HPA axis[J]. Eur. Child Adolesc. Psychiatry.2014,32(8):232-247.

[146]Reynolds, R.M. Glucocorticoid excess and the developmental origins of disease: two decades of testing the hypothesis—2012 Curt Richter Award Winner[J]. Psychoneuroendocrinology.2013,38 (1):1-11.

[147]Besedovsky, H.O., del Rey, A., Klusman, I., Furukawa, H.,Monge Arditi, G., Kabiersch, A. Cytokines as modulators of the hypothalamus-pituitary-adrenal axis[J]. J Steroid Biochem. Mol. Biol. 1991,40 (4-6):613-618.

[148]Brown, A.S., Cohen, P., Greenwald, S., Susser, E. Nonaffective psychosis after prenatal exposure to rubella[J]. Am.J. Psychiatry.2000,157 (3):438-443.

[149]Meyer, U., Feldon, J. Epidemiology-driven neurodevelopmental animal models of schizophrenia[J]. Prog.Neurobiol. 2010,90 (3):285-326.

[150]O'Donnell, K.J., Bugge Jensen, A., Freeman, L., Khalife, N.,O'Connor, T.G., Glover, V. Maternal prenatal anxiety and downregulation of placental 11beta-HSD2[J]. Psychoneuroendocrinology.2012,37 (6):818-826.

[151]Van Dijk, A.E., Van Eijsden, M., Stronks, K., Gemke, R.J., Vrijkotte,T.G.. The relation of maternal job strain and cortisol levels during early pregnancy

with body composition later in the 5-year-old child: the ABCD study[J]. Early Hum. Dev. 2012,88 (6):351-356.

[152]Doyle, L.W., Ford, G.W., Davis, N.M., Callanan, C. Antenatal corticosteroid therapy and blood pressure at 14 years of age in preterm children[J]. Clin. Sci. (London).2000,98 (2):137-142.

[153]Bergman, K., Sarkar, P., Glover, V., O'Connor, T.G.. Maternal prenatal cortisol and infant cognitive development: moderation by infant–mother attachment[J]. Biol. Psychiatry.2010,67 (11):1026-1032.

[154]Buss, C., Davis, E.P., Shahbaba, B., Pruessner, J.C., Head, K.,Sandman, C.A. Maternal cortisol over the course of pregnancy and subsequent child amygdala and hippocampus volumes and affective problems[J]. Proc. Natl. Acad. Sci. U.S.A.2012,109 (20):E1312-1319.

[155]Jankord, R., Herman, J.P. Limbic regulation of hypothalamopituitary -adrenocortical function during acute and chronic stress[J]. Ann. N Y Acad. Sci. 2008,1148:64-73.

[156]McEwen, B.S., Eiland, L., Hunter, R.G., Miller, M.M. Stress and anxiety: structural plasticity and epigenetic regulation as a consequence of stress[J]. Neuropharmacology.2012,62 (1): 3-12.

[157]Qiu, A., Rifkin-Graboi, A., Chen, H., Chong, Y.S., Kwek, K.,Gluckman, P.D., Fortier, M.V., Meaney, M.J. Maternal anxiety and infants' hippocampal development: timing matters[J]. Transl. Psychiatry.2013,3:e306.

[158]Rifkin-Graboi, A., Bai, J., Chen, H., Hameed, W.B., Sim, L.W.,Tint, M.T., Leutscher-Broekman, B., Chong, Y.S., Gluckman,P.D., Fortier, M.V., Meaney, M.J., Qiu, A.. Prenatal maternal depression associates with microstructure of right amygdala in neonates at birth[J]. Biol. Psychiatry.2013,74 (11):837-844.

[159]Laplante, D.P., Brunet, A., Schmitz, N., Ciampi, A., King, S., 2008. Project Ice Storm: prenatal maternal stress affects cognitive and linguistic functioning in 5 1/2-year-old children[J]. J. Am.Acad. Child Adolesc. Psychiatry 47 (9), 1063-1072.

[160]Gutteling, B.M., de Weerth, C., Willemsen-Swinkels, S.H., Huizink,A.C., Mulder, E.J., Visser, G.H., Buitelaar, J.K., 2005. The effects of prenatal stress on temperament and problem behavior of 27-month-old toddlers[J]. Eur. Child Adolesc. Psychiatry 14 (1),41-51.

[161]Kelly, P.A., Viding, E., Wallace, G.L., Schaer, M., De Brito, S.A.,Robustelli, B., McCrory, E.J. Cortical thickness, surface area, and gyrification abnormalities in children exposed to maltreatment: neural markers of vulnerability[J]. Biol. Psychiatry.2013,74 (11):845-852.

[162]Beijers, R., Jansen, J., Riksen-Walraven, M., de Weerth, C. Maternal

prenatal anxiety and stress predict infant illnesses and health complaints[J]. Pediatrics. 2010,126 (2):e401-409.

[163]De Filippo, C., Cavalieri, D., Di Paola, M., Ramazzotti, M., Poullet, J.B.,Massart, S., Collini, S., Pieraccini, G., Lionetti, P. Impact of diet in shaping gut microbiota revealed by a comparative study in children from Europe and rural Africa[J]. Proc. Natl. Acad. Sci. U.S.A.2010,107 (33):14691-14696.

[164]Haroon, E., Raison, C.L., Miller, A.H. Psychoneuroimmunology meets neuropsychopharmacology:translational implications of the impact of inflammation on behavior[J]. Neuropsychopharmacology.2012,37 (1):137-162.

[165]Entringer, S., Buss, C., Kumsta, R., Hellhammer, D.H., Wadhwa,P. D., Wust, S., Prenatal psychosocial stress exposure is associated with subsequent working memory performance in young women[J]. Behav. Neurosci.2009,123 (4):886-893.

[166]Entringer, S., Kumsta, R., Hellhammer, D.H., Wadhwa, P.D., Wust, S.Prenatal exposure to maternal psychosocial stress and HPA axis regulation in young adults[J]. Horm. Behav.2009, 55 (2):292-298.

[167]Korosi, A., Naninck, E.F., Oomen, C.A., Schouten, M., Krugers, H.,Fitzsimons, C., Lucassen, P.J. Early-life stress mediated modulation of adult neurogenesis and behavior[J]. Behav. Brain Res. 2012,227 (2):400-409.

[168]Bailey, M.T., Lubach, G.R., Coe, C.L. Prenatal stress alters bacterial colonization of the gut in infant monkeys.[J] J. Pediatr.Gastroenterol. Nutr. 2004,38 (4):414-421.

[169]O'Mahony, S.M., Marchesi, J.R., Scully, P., Codling, C., Ceolho, A.M., Quigley, E.M., Cryan, J.F., Dinan, T.G. Early life stress alters behavior, immunity, and microbiota in rats: implications for irritable bowel syndrome and psychiatric illnesses[J]. Biol. Psychiatry.2009,65 (3):263-267.

[170]Diaz Heijtz, R., Wang, S., Anuar, F., Qian, Y., Bjorkholm, B.,Samuelsson, A., Hibberd, M.L., Forssberg, H., Pettersson, S. Normal gut microbiota modulates brain development and behavior[J]. Proc. Natl. Acad. Sci. U.S.A. 2011,108 (7):3047-3052.

[171]Susser, E.S., Schaefer, C.A., Brown, A.S., Begg, M.D., Wyatt, R.J.,. The design of the prenatal determinants of schizophrenia study[J]. Schizophr. Bull.2000,26 (2):257-273.

[172]Brown, A.S., Begg, M.D., Gravenstein, S., Schaefer, C.A., Wyatt, R.J.,Bresnahan, M., Babulas, V.P., Susser, E.S.. Serologic evidence of prenatal influenza in the etiology of schizophrenia[J]. Arch. Gen. Psychiatry.2004,61 (8):774-780.

[173]Bresnahan, M., Schaefer, C.A., Brown, A.S., Susser, E.S. Prenatal determinants of schizophrenia: what we have learned thus far[J]? Epidemiol. Psichiatr. Soc. 2005,14 (4):194-197.

[174]Atladottir, H.O., Thorsen, P., Ostergaard, L., Schendel, D.E.,Lemcke, S., Abdallah, M., Parner, E.T. Maternal infection requiring hospitalization during pregnancy and autism spectrum disorders[J]. J. Autism. Dev. Disord.2010,40 (12):1423-1430.

[175]Brown, A.S., Patterson, P.H.. Maternal infection and schizophrenia: implications for prevention[J]. Schizophr. Bull.2011,37(2):284-290.

[176]Moore, H., Susser, E.. Relating the effects of prenatal stress in rodents to the pathogenesis of schizophrenia[J]. Biol.Psychiatry.2011,70 (10):906-907.

[177]Garay, P.A., McAllister, A.K.. Novel roles for immune molecules in neural development: implications for neurodevelopmental disorders[J]. Front Synaptic Neurosci.2010, 2(6):136.

[178]Dickerson, D.D., Bilkey, D.K. Aberrant neural synchrony in the maternal immune activation model: using translatable measures to explore targeted interventions[J]. Front Behav. Neurosci. 2013,7(7): 217.

[179]Raison, C.L., Miller, A.H. Malaise, melancholia and madness: the evolutionary legacy of an inflammatory bias[J].Brain Behav. Immun. 2013,2(31):1-8.

[180]Enstrom, A.M., Lit, L., Onore, C.E., Gregg, J.P., Hansen, R.L., Pessah, I.N., Hertz-Picciotto, I., Van de Water, J.A., Sharp, F.R., Ashwood, P. Altered gene expression and function of peripheral blood natural killer cells in children with autism[J]. Brain Behav. Immun. 2009,23 (1):124-133.

[181]Barbosa, I.G., Machado-Vieira, R., Soares, J.C., Teixeira, A.L. The immunology of bipolar disorder[J].Neuroimmunomodulation.2014,21 (2-3):117-122.

[182]Muller, N. Immunology of schizophrenia[J].Neuroimmunomodulation 2014,21 (2-3):109-116.

[183]Burt, M.A., Tse, Y.C., Boksa, P., Wong, T.P.. Prenatal immune activation interacts with stress and corticosterone exposure later in life to modulate N-methyl-D-aspartate receptor synaptic function and plasticity[J].Int. J. Neuropsychopharmacol. 2013,16 (8):1835-1848.

[184]French, S.S., Chester, E.M., Demas, G.E. Maternal immune activation affects litter success, size and neuroendocrine responses related to behavior in adult offspring[J]. Physiol. Behav. 2013,119(5):175-184.

[185]Diz-Chaves, Y., Astiz, M., Bellini, M.J., Garcia-Segura, L.M.. Prenatal stress increases the expression of proinflammatory cytokines and exacerbates the inflammatory response to LPS in the hippocampal formation of adult male

mice[J]. Brain Behav. Immun. 2013,28(5):196-206.

[186]Xu, M., Sulkowski, Z.L., Parekh, P., Khan, A., Chen, T., Midha, S.,Iwasaki, T., Shimokawa, N., Koibuchi, N., Zavacki, A.M.,Sajdel-Sulkowska, E.M.. Effects of perinatal lipopolysaccharide (LPS) exposure on the developing rat brain;modeling the effect of maternal infection on the developing human CNS[J]. Cerebellum.2013,12 (4):572-586.

[187] Filiano, A.J., Gadani, S.P., Kipnis, J. Interactions of innate and adaptive immunity in brain development and function, Brain Res. Aug 7. pii: S0006-8993(14)01023-3, http://dx.doi.org/10.1016/j.brainres.2014.07.050.

[188]Ellman, L.M., Deicken, R.F., Vinogradov, S., Kremen, W.S., Poole, J.H.,Kern, D.M., Tsai, W.Y., Schaefer, C.A., Brown, A.S. Structural brain alterations in schizophrenia following fetal exposure to the inflammatory cytokine interleukin-8[J]. Schizophr. Res. 2010,121 (1-3):46-54.

[189]Braunschweig, D., Krakowiak, P., Duncanson, P., Boyce, R.,Hansen, R.L., Ashwood, P., Hertz-Picciotto, I., Pessah, I.N.,Van de Water, J. Autism-specific maternal autoantibodies recognize critical proteins in developing brain.Transl[J]. Psychiatry 2013,3: e277.

[190]Breece, E., Paciotti, B., Nordahl, C.W., Ozonoff, S., van de Water, J.A.,Rogers, S.J., Amaral, D., Ashwood, P.. Myeloid dendritic cells frequencies are increased in children with autism spectrum disorder and associated with amygdala volume and repetitive behaviors[J]. Brain Behav. Immun. 2013,31(4):69-75.

[191]Di Nicola, M., Cattaneo, A., Hepgul, N., Di Forti, M., Aitchison, K.J.,Janiri, L., Murray, R.M., Dazzan, P., Pariante, C.M., Mondelli, V. Serum and gene expression profile of cytokines in firstepisode psychosis[J]. Brain Behav. Immun. 2013,31, 90-95.

[192]Lefevre, F., Moreau, D., Semon, E., Kalaboka, S., Annesi-Maesano, I.,Just, J.. Maternal depression related to infant' s wheezing[J].Pediatr Allergy Immunol.2011, 22 (6):608-613.

[193]Khashan, A.S., Wicks, S., Dalman, C., Henriksen, T.B., Li, J.,Mortensen, P.B., Kenny, L.C.. Prenatal stress and risk of asthma hospitalization in the offspring: a Swedish population-based study[J]. Psychosom. Med. 2012,74 (6):635-641.

[194]Guxens, M., Sonnenschein-van der Voort, A.M., Tiemeier, H.,Hofman, A., Sunyer, J., de Jongste, J.C., Jaddoe, V.W., Duijts, L.. Parental psychological distress during pregnancy and wheezing in preschool children: the Generation R Study[J].J. Allergy Clin. Immunol. 2014,133 (1):59-67 (e51-12).

[195]Turcotte-Tremblay, A.M., Lim, R., Laplante, D.P., Kobzik, L., Brunet,

A.,King, S. Prenatal maternal stress predicts childhood asthma in girls: project ice storm[J]. Biomed. Res. Int. 2014:201717.

[196]Nielsen, N.M., Hansen, A.V., Simonsen, J., Hviid, A.. Prenatal stress and risk of infectious diseases in offspring[J]. Am. J. Epidemiol. 2011,173 (9):990-997.

[197]O'Connor, T.G., Moynihan, J.A., Caserta, M.T.. Annual Research Review: the neuroinflammation hypothesis for stress and psychopathology in children-developmental psychoneuroimmunology[J]. J. Child Psychol. Psychiatry. 2014, 55 (6):615-631.

[198]Brown, A.S., Susser, E.S., Butler, P.D., Richardson Andrews, R.,Kaufmann, C.A., Gorman, J.M.. Neurobiological plausibility of prenatal nutritional deprivation as a risk factor for schizophrenia[J]. J. Nerv. Ment. Dis. 1996,184 (2):71-85.

[199]Godfrey, K.M., Barker, D.J.. Fetal programming and adult health[J]. Public Health Nutr. 2001,4 (2B): 611-624.

[200]Kondo, N., Fukutomi, O., Agata, H., Motoyoshi, F., Shinoda, S.,Kobayashi, Y., Kuwabara, N., Kameyama, T., Orii, T.. The role of T lymphocytes in patients with food-sensitive atopic dermatitis[J].J. Allergy Clin Immunol.1993,91 (2):658-668.

[201]Calder, P.C., Krauss-Etschmann, S., de Jong, E.C., Dupont, C., Frick, J.S.,Frokiaer, H., Heinrich, J., Garn, H., Koletzko, S., Lack, G., Mattelio,G., Renz, H., Sangild, P.T., Schrezenmeir, J., Stulnig, T.M.,Thymann, T., Wold, A.E., Koletzko, B.. Early nutrition and immunity-progress and perspectives[J]. Br. J. Nutr. 2006,96 (4):774-790.

[202]Ivarsson, A., Myleus, A., Norstrom, F., van der Pals, M., Rosen, A.,Hogberg, L., Danielsson, L., Halvarsson, B., Hammarroth, S.,Hernell, O., Karlsson, E., Stenhammar, L., Webb, C.,Sandstrom, O., Carlsson, A.. Prevalence of childhood celiac disease and changes in infant feeding[J]. Pediatrics.2013,131 (3):e687-694.

[203]Georgieff, M.K.. Nutrition and the developing brain: nutrient priorities and measurement[J]. Am. J. Clin. Nutr. 2007,85 (2):614S–620S.

[204]McMillen, I.C., MacLaughlin, S.M., Muhlhausler, B.S., Gentili, S.,Duffield, J.L., Morrison, J.L. Developmental origins of adult health and disease: the role of periconceptional and foetal nutrition[J]. Basic Clin. Pharmacol. Toxicol.2008,102 (2):82-89.

[205]Belkacemi, L., Nelson, D.M., Desai, M., Ross, M.G. Maternal undernutrition influences placental-fetal development[J]. Biol.Reprod.2010,83 (3):325-331.

[206]Simister, N.E. Placental transport of immunoglobulin G[J]. Vaccine.2003,21 (24):3365-3369.

[207]Malek, A., Sager, R., Kuhn, P., Nicolaides, K.H., Schneider, H.. Evolution of maternofetal transport of immunoglobulins during human pregnancy[J]. Am. J. Reprod Immunol.1996, 36 (5):248-255.

[208]Okoko, B.J., Wesuperuma, L.H., Ota, M.O., Banya, W.A., Pinder, M.,Gomez, F.S., Osinusi, K., Hart, A.C. Influence of placental malaria infection and maternal hypergammaglobulinaemia on materno-foetal transfer of measles and tetanus antibodies in a rural west African population[J]. J. Health Popul. Nutr. 2001,19 (2):59-65.

[209]Dabelea, D., Hanson, R.L., Lindsay, R.S., Pettitt, D.J., Imperatore, G.,Gabir, M.M., Roumain, J., Bennett, P.H., Knowler, W.C.. Intrauterine exposure to diabetes conveys risks for type 2 diabetes and obesity: a study of discordant sibships[J]. Diabetes.2000,49 (12):2208-2211.

[210]Boney, C.M., Verma, A., Tucker, R., Vohr, B.R. Metabolic syndrome in childhood: association with birth weight,maternal obesity, and gestational diabetes mellitus[J]. Pediatrics,2005,115 (3):e290-296.

[211]Visser, M., Bouter, L.M., McQuillan, G.M., Wener, M.H., Harris, T.B. Elevated C-reactive protein levels in overweight and obese adults[J]. JAMA,1999,282 (22):2131-2135.

[212]Spencer, M.E., Jain, A., Matteini, A., Beamer, B.A., Wang, N.Y.,Leng, S.X., Punjabi, N.M., Walston, J.D., Fedarko, N.S.. Serum levels of the immune activation marker neopterin change with age and gender and are modified by race, BMI,and percentage of body fat[J]. J. Gerontol A Biol. Sci. Med. Sci. 2010,65(8):858-865.

[213]Choi, J., Joseph, L., Pilote, L. Obesity and C-reactive protein in various populations: a systematic review and meta analysis[J]. Obes. Rev.2013,14 (3):232-244.

[214]Theofylaktopoulou, D., Midttun, O., Ulvik, A., Ueland, P.M., Tell,G. S., Vollset, S.E., Nygard, O., Eussen, S.J. A community based study on determinants of circulating markers of cellular immune activation and kynurenines: the Hordaland Health Study[J]. Clin Exp. Immunol. 2013,173 (1):121-130.

[215]Duncan, A., Talwar, D., McMillan, D.C., Stefanowicz, F., O'Reilly,D.S.. Quantitative data on the magnitude of the systemic inflammatory response and its effect on micronutrient status based on plasma measurements[J]. Am. J. Clin Nutr. 2012,95 (1):64-71.

[216]Mojtabai, R. Body mass index and serum folate in childbearing age women[J]. Eur. J. Epidemiol. 2004,19 (11):1029-1036.

[217]Tamura, T., Goldenberg, R.L. Johnston, K.E., Chapman, V.R.. Relationship between pre-pregnancy BMI and plasma zinc concentrations in early

pregnancy[J]. Br. J. Nutr. 2004,91 (5):773-777.

[218]Kimmons, J.E., Blanck, H.M., Tohill, B.C., Zhang, J., Khan, L.K. Associations between body mass index and the prevalence of low micronutrient levels among US adults[J]. Med. Gen. 2006,Med. 8 (4):59.

[219]Bodnar, L.M., Catov, J.M., Roberts, J.M., Simhan, H.N.. Prepregnancy obesity predicts poor vitamin D status in mothers and their neonates[J]. J. Nutr. 2007,137 (11):2437-2442.

[220]McGill, A.T., Stewart, J.M., Lithander, F.E., Strik, C.M., Poppitt, S.D.,2008. Relationships of low serum vitamin D_3 with anthropometry and markers of the metabolic syndrome and diabetes in overweight and obesity[J]. Nutr. J. 2008,7(4):65-78.

[221]Kim, K., Chung, E., Kim, C.J., Lee, S. Swimming exercise during pregnancy alleviates pregnancy-associated long-term memory impairment[J]. Physiol. Behav. 2012,107 (1):82-86.

[222]Tinker, S.C., Hamner, H.C., Berry, R.J., Bailey, L.B., Pfeiffer, C.M. Does obesity modify the association of supplemental folic acid with folate status among nonpregnant women of childbearing age in the United States? Birth Defects Res[J]. AClin Mol. Teratol. 2012,94 (10):749-755.

[223]da Silva, V.R., Hausman, D.B., Kauwell, G.P., Sokolow, A., Tackett, R.L.,Rathbun, S.L., Bailey, L.B., 2013. Obesity affects short-term folate pharmacokinetics in women of childbearing age[J]. Int. J. Obes.(London) 37 (12):1608-1610.

[224]Tomedi, L.E., Chang, C.C., Newby, P.K., Evans, R.W., Luther, J.F.,Wisner, K.L., Bodnar, L.M. Pre-pregnancy obesity and maternal nutritional biomarker status during pregnancy: a factor analysis[J]. Public Health Nutr.2013,16 (8):1414-1418.

[225]Elmadfa, I., Meyer, A.L. Vitamins for the first 1000 days:preparing for life[J]. Int. J. Vitam. Nutr. Res. 2012,82 (5):342-347.

[226]Fawzi, W.W., Chalmers, T.C., Herrera, M.G., Mosteller, F. Vitamin A supplementation and child mortality[J].A metaanalysis.JAMA.1993,269 (7):898-903.

[227]Lozoff, B., Jimenez, E., Hagen, J., Mollen, E., Wolf, A.W. Poorer behavioral and developmental outcome more than 10 years after treatment for iron deficiency in infancy[J]. Pediatrics.2000,105 (4):E51.

[228]Osendarp, S.J., van Raaij, J.M., Darmstadt, G.L., Baqui, A.H.,Hautvast, J.G., Fuchs, G.J. Zinc supplementation during pregnancy and effects on growth and morbidity in low birthweight infants: a randomised placebo controlled trial[J].Lancet 2001,357 (9262):1080-1085.

[229]Oren, T., Sher, J.A., Evans, T. Hematopoiesis and retinoids:development and

disease[J]. Leuk. Lymphoma. 2003,44 (11):1881-1891.

[230]Lucas, R.M., Ponsonby, A.L., Pasco, J.A., Morley, R. Future health implications of prenatal and early-life vitamin D status[J]. Nutr. Rev. 2008,66 (12):710-720.

[231]Coyle, P., Tran, N., Fung, J.N., Summers, B.L., Rofe, A.M. Maternal dietary zinc supplementation prevents aberrant behaviour in an object recognition task in mice offspring exposed to LPS in early pregnancy[J]. Behav. Brain Res.2009,197 (1):210-218.

[232]Devereux, G., 2010. Session 1: allergic disease: nutrition as a potential determinant of asthma[J]. Proc. Nutr. Soc. 69 (1), 1-10.Deverman, B.E., Patterson, P.H., 2009. Cytokines and CNS development. Neuron 64 (1): 61-78.

[233]Eyles, D., Burne, T., McGrath, J. Vitamin D in fetal brain development[J]. Semin. Cell Dev. Biol. 2011,22 (6):629-636.

[234]Yadav, D., Chandra, J. Iron deficiency: beyond anemia.Indian[J]. J. Pediatr.2011,78 (1):65-72.

[235]Gaffney-Stomberg, E., McClung, J.P. Inflammation and diminished iron status: mechanisms and functional outcomes[J]. Curr. Opin. Clin Nutr. Metab Care. 2012,15 (6):605-613.

[236]Liu, N.Q., Hewison, M. Vitamin D, the placenta and pregnancy[J]. Arch. Biochem. Biophys. 2012,523 (1):37-47.

[237]Whitehouse, A.J., Holt, B.J., Serralha, M., Holt, P.G., Kusel, M.M.,Hart, P.H. Maternal serum vitamin D levels during pregnancy and offspring neurocognitive development[J]. Pediatrics.2012,129 (3):485-493.

[238]Kerek, R., Geoffroy, A., Bison, A., Martin, N., Akchiche, N., Pourie, G.,Helle, D., Gueant, J.L., Bossenmeyer-Pourie, C., Daval, J.L. Early methyl donor deficiency may induce persistent brain defects by reducing Stat3 signaling targeted by miR-124[J]. Cell Death Dis. 2013,4:e755.

[239]Czeizel, A.E., Dudas, I. Prevention of the first occurrence of neural-tube defects by periconceptional vitamin supplementation[J]. N. Engl. J. Med. 1992,327 (26):1832-1835.

[240]Molloy, A.M., Kirke, P.N., Brody, L.C., Scott, J.M., Mills, J.L. Effects of folate and vitamin B_{12} deficiencies during pregnancy on fetal, infant, and child development[J]. Food Nutr. Bull .2008,29 (2 Suppl) (S101-111; discussion S112-105).

[241]Roth, C., Magnus, P., Schjolberg, S., Stoltenberg, C., Suren, P.,McKeague, I.W., Davey Smith, G., Reichborn-Kjennerud, T.,Susser, E. Folic acid supplements in pregnancy and severe language delay in children[J]. JAMA.2011,306 (14):1566-1573.

[242]Suren, P., Roth, C., Bresnahan, M., Haugen, M., Hornig, M., Hirtz, D.,Lie, K.K., Lipkin, W.I., Magnus, P., Reichborn-Kjennerud, T.,Schjolberg, S., Davey Smith, G., Oyen, A.S., Susser, E.,Stoltenberg, C. Association between maternal use of folic acid supplements and risk of autism spectrum disorders in children[J]. JAMA.2013,309 (6):570-577.

[243]Monsen, A.L., Refsum, H., Markestad, T., Ueland, P.M. Cobalamin status and its biochemical markers methylmalonic acid and homocysteine in different age groups from 4 days to19 years[J]. Clin Chem. 2003,49 (12):2067-2075.

[244]Bjorke-Monsen, A.L., Ueland, P.M.. Cobalamin status in children[J]. J. Inherit. Metab. Dis. 2011,34 (1):111-119.

[245]Mizee, M.R., Wooldrik, D., Lakeman, K.A., van het Hof, B.,Drexhage, J.A., Geerts, D., Bugiani, M., Aronica, E., Mebius, R.E.,Prat, A., de Vries, H.E., Reijerkerk, A. Retinoic acid induces blood–brain barrier development[J]. J. Neurosci.2013,33 (4):1660-1671.

[246] Eyles, D.W., Burne, T.H., McGrath, J.J. Vitamin D, effects on brain development, adult brain function and the links between low levels of vitamin D and neuropsychiatric disease[J]. Front Neuroendocrinol. 2013,34 (1):47-64.

[247]Molina, V., Medici, M., Taranto, M.P., Font de Valdez, G. Effects of maternal vitamin B_{12} deficiency from end of gestation to weaning on the growth and haematological and immunological parameters in mouse dams and offspring[J]. Arch. Anim. Nutr. 2008,62 (2):162-168.

[248]Husemoen, L.L., Toft, U., Fenger, M., Jorgensen, T., Johansen, N.,Linneberg, A. The association between atopy and factors influencing folate metabolism: is low folate status causally related to the development of atopy[J]?Int. J. Epidemiol.2006,35 (4):954-961.

[249]Hollingsworth, J.W., Maruoka, S., Boon, K., Garantziotis, S., Li, Z.,Tomfohr, J., Bailey, N., Potts, E.N., Whitehead, G., Brass, D.M.,Schwartz, D.A. In utero supplementation with methyl donors enhances allergic airway disease in mice[J]. J. Clin Invest.2008,118 (10):3462-3469.

[250]Haberg, S.E., London, S.J., Stigum, H., Nafstad, P., Nystad, W. Folic acid supplements in pregnancy and early childhood respiratory health[J]. Arch. Dis. Child .2009,94 (3):180-184.

[251]Whitrow, M.J., Moore, V.M., Rumbold, A.R., Davies, M.J. Effect of supplemental folic acid in pregnancy on childhood asthma: a prospective birth cohort study[J]. Am. J. Epidemiol. 2009,170(12):1486-1493.

[252]Crider, K.S., Cordero, A.M., Qi, Y.P., Mulinare, J., Dowling, N.F.,Berry, R.J. Prenatal folic acid and risk of asthma in children: a systematic review and

meta-analysis[J]. Am. J. Clin Nutr. 2013,98 (5):1272-1281.

[253]Wellinghausen, N.. Immunobiology of gestational zinc deficiency[J]. Br. J. Nutr.2001,85 (Suppl 2):S81-86.

[254]Sun, C.M., Hall, J.A., Blank, R.B., Bouladoux, N., Oukka, M., Mora,J.R., Belkaid, Y. Small intestine lamina propria dendritic cells promote de novo generation of Foxp3 T reg cells via retinoic acid[J]. J. Exp. Med. 2007,204 (8):1775-1785.

[255]Black, R.E., Victora, C.G., Walker, S.P., Bhutta, Z.A., Christian, P.,de Onis, M., Ezzati, M., Grantham-McGregor, S., Katz, J.,Martorell, R., Uauy, R. Maternal and child nutrition study group, Maternal and child undernutrition and overweight in low-income and middle-income countries[J]. Lancet.2013,382 (9890):427-451.

[256]Cogswell, M.E., Serdula, M.K., Hungerford, D.W., Yip, R. Gestational weight gain among average-weight and overweight women—what is excessive[J]? Am. J. Obstet.Gynecol. 1995,172 (2 Pt 1):705-712.

[257]Ray, J.G., Vermeulen, M.J., Shapiro, J.L., Kenshole, A.B. Maternal and neonatal outcomes in pregestational and gestational diabetes mellitus, and the influence of maternal obesity and weight gain: the DEPOSIT study. Diabetes Endocrine Pregnancy Outcome Study in Toronto[J]. QJM 2001,94 (7):347-356.

[258]Stotland, N.E., Hopkins, L.M., Caughey, A.B. Gestational weight gain, macrosomia, and risk of cesarean birth in nondiabetic nulliparas[J]. Obstet. Gynecol. 2004,104 (4):671-677.

[259]Cedergren, M. Effects of gestational weight gain and body mass index on obstetric outcome in Sweden[J]. Int. J. Gynaecol.Obstet.2006,93 (3):269-274.

[260]Siega-Riz, A.M., Viswanathan, M., Moos, M.K., Deierlein, A.,Mumford, S., Knaack, J., Thieda, P., Lux, L.J., Lohr, K.N.A systematic review of outcomes of maternal weight gain according to the Institute of Medicine recommendations: birthweight, fetal growth, and postpartum weight retention[J].Am. J. Obstet. Gynecol. 2009,201 (4):339 e331-314.

[261]Cedergren, M.I. Maternal morbid obesity and the risk of adverse pregnancy outcome[J]. Obstet. Gynecol. 2004,103 (2):219-224.

[262]Hedderson, M.M., Weiss, N.S., Sacks, D.A., Pettitt, D.J., Selby, J.V.,Quesenberry, C.P., Ferrara, A. Pregnancy weight gain and risk of neonatal complications:macrosomia, hypoglycemia,and hyperbilirubinemia[J]. Obstet. Gynecol. 2006,108 (5):1153-1161.

[263]Crozier, S.R., Inskip, H.M., Godfrey, K.M., Cooper, C., Harvey, N.C.,Cole, Z.A., Robinson, S.M., Southampton Women' s Survey Study Group.

Weight gain in pregnancy and childhood body composition: findings from the Southampton Women's Survey[J]. Am. J. Clin. Nutr. 2010,91(6):1745-1751, http://ajcn.nutrition.org/content/91/6/1745.long.

[264]Deuster, P.A., Silverman, M.N. Physical fitness: a pathway to health and resilience. US Army Med. Dep. J. Oct-Dec, 24-35.Devereux, G. Session 1: allergic disease: nutrition as a potential determinant of asthma[J]. Proc. Nutr. Soc.,2013,69 (1):1-10.

[265]Gerber, M., Puhse, U. Review article: do exercise and fitness protect against stress-induced health complaints? A review of the literature. Scand J[J]. Public Health.2009,37 (8):801-819.

[266]Li, G., He, H., Hormesis, allostatic buffering capacity and physiological mechanism of physical activity: a new theoretic framework[J]. Med. Hypotheses.2009,72 (5):527-532.

[267]Huang, C.J., Webb, H.E., Zourdos, M.C., Acevedo, E.O. Cardiovascular reactivity, stress, and physical activity[J]. Front Physiol. 2013,4:314.

[268]Rethorst, C.D., Wipfli, B.M., Landers, D.M.. The antidepressive effects of exercise: a meta-analysis of randomized trials[J]. Sports Med. 2009,39 (6):491-511.

[269]Herring, M.P., O'Connor, P.J., Dishman, R.K., 2010. The effect of exercise training on anxiety symptoms among patients: a systematic review[J]. Arch. Intern. Med. 170 (4):321-331.

[270]Gligoroska, J.P., Manchevska, S. The effect of physical activity on cognition-physiological mechanisms[J]. Mater.Sociomed. 2012,24 (3):198-202.

[271]Forcier, K., Stroud, L.R., Papandonatos, G.D., Hitsman, B., Reiches,M., Krishnamoorthy, J., Niaura, R. Links between physical fitness and cardiovascular reactivity and recovery to psychological stressors: a meta-analysis[J]. Health Psychol.2006, 25(6):723-739.

[272]Jackson, E.M., Dishman, R.K.. Cardiorespiratory fitness and laboratory stress: a meta-regression analysis[J].Psychophysiology.2006,43 (1):57-72.

[273]Stranahan, A.M., Lee, K., Mattson, M.P. Central mechanisms of HPA axis regulation by voluntary exercise[J].Neuromolecular. Med. 2008,10 (2):118-127.

[274]Fragala, M.S., Kraemer, W.J., Denegar, C.R., Maresh, C.M., Mastro, A.M.,Volek, J.S. Neuroendocrine-immune interactions and responses to exercise[J]. Sports Med. 2011,41 (8):621-639.

[275]Pedersen, B.K. The diseasome of physical inactivity and the role of myokines in muscle-fat cross talk[J]. J. Physiol. 2009,587(Pt 23):5559-5568.

[276]Melzer, K., Schutz, Y., Soehnchen, N., Othenin-Girard, V., Martinezde Tejada, B., Irion, O., Boulvain, M., Kayser, B. Effects of recommended

levels of physical activity on pregnancy outcomes.[J] Am. J. Obstet. Gynecol.2010,202(3):266 e261-266.

[277]Artal, R., O' Toole, M. Guidelines of the American College of Obstetricians and Gynecologists for exercise during pregnancy and the postpartum period[J]. Br. J. Sports Med. 2003,37 (1):6-12 (discussion 12).

[278] Martin, C.L., Brunner Huber, L.R.. Physical activity and hypertensive complications during pregnancy: findings from 2004 to 2006 North Carolina Pregnancy Risk Assessment Monitoring System[J]. Birth.2010,37 (3):202-210.

[279]Haakstad, L.A., Bo, K. Exercise in pregnant women and birth weight: a randomized controlled trial[J]. BMC Pregnancy Childbirth,2011,11:66.

[280]Phelan, S., Phipps, M.G., Abrams, B., Darroch, F., Schaffner, A.,Wing, R.R.. Randomized trial of a behavioral intervention to prevent excessive gestational weight gain: the Fit for Delivery Study[J]. Am. J. Clin. Nutr. 2011,93 (4):772-779.

[281]Hui, A., Back, L., Ludwig, S., Gardiner, P. Sevenhuysen, G., Dean, H.,Sellers, E., McGavock, J., Morris, M., Bruce, S., Murray, R., Shen,G.X. Lifestyle intervention on diet and exercise reduced excessive gestational weight gain in pregnant women under a randomised controlled trial[J]. BJOG.2012,119 (1):70-77.

[282]Sui, Z., Grivell, R.M., Dodd, J.M. Antenatal exercise to improve outcomes in overweight or obese women: a systematic review[J]. Acta Obstet. Gynecol. Scand.2012,91 (5):538-545.

[283]American Congress of Obstetricians and Gynecologists. Exercise during pregnancy. on-line FAQ119[J].http://www.acog.org/Patients/FAQs/ Exercise-During-Pregnancy.2011.

[284]Entringer, S., Buss, C., Kumsta, R., Hellhammer, D.H., Wadhwa,P. D., Wust, S.. Prenatal psychosocial stress exposure is associated with subsequent working memory performance in young women[J]. Behav. Neurosci.2009,123 (4):886-893.

[285]Entringer, S., Kumsta, R., Hellhammer, D.H., Wadhwa, P.D., Wust, S.. Prenatal exposure to maternal psychosocial stress and HPA axis regulation in young adults[J]. Horm. Behav. 2009,55 (2):292-298.

[286]Vega, S.R., Kleinert, J., Sulprizio, M., Hollmann, W., Bloch, W.,Struder, H.K.. Responses of serum neurotrophic factors to exercise in pregnant and postpartum women[J]. Psychoneuroendocrinology.2011,36 (2):220-227.

[287]Berlin, A.A., Kop, W.J., Deuster, P.A. Depressive mood symptoms and fatigue after exercise withdrawal: the potential role of decreased fitness[J]. Psychosom. Med.2006,68 (2):224-230.

[288]Weinstein, A.A., Deuster, P.A., Kop, W.J. Heart rate variability as a predictor of negative mood symptoms induced by exercise withdrawal[J]. Med. Sci. Sports Exerc. 2007,39 (4):735-741.

[289]Da Costa, D., Rippen, N., Dritsa, M., Ring, A. Self-reported leisure-time physical activity during pregnancy and relationship to psychological well-being[J]. J. Psychosom. Obstet. Gynaecol. 2003,24 (2):111-119.

[290]May, L.E., Glaros, A., Yeh, H.W., Clapp 3rd, J.F., Gustafson, K.M. Aerobic exercise during pregnancy influences fetal cardiac autonomic control of heart rate and heart rate variability[J]. Early Hum. Dev.2010,86 (4):213-217.

[291]Gustafson, K.M., May, L.E., Yeh, H.W., Million, S.K., Allen, J.J. Fetal cardiac autonomic control during breathing and nonbreathing epochs: the effect of maternal exercise[J]. Early Hum.Dev. 2012,88 (7):539-546.

[292]Stotland, N.E., Cheng, Y.W., Hopkins, L.M., Caughey, A.B.. Gestational weight gain and adverse neonatal outcome among term infants[J]. Obstet. Gynecol.2006,108 (3 Pt 1):635-643.

[293]Clapp 3rd, J.F., Kim, H., Burciu, B., Schmidt, S., Petry, K., Lopez, B. Continuing regular exercise during pregnancy: effect of exercise volume on fetoplacental growth[J]. Am. J. Obstet. Gynecol. 2002,186 (1):142-147.

[294]Kasapis, C., Thompson, P.D. The effects of physical activity on serum C-reactive protein and inflammatory markers: a systematic review[J]. J. Am. Coll. Cardiol.2005,45 (10):1563-1569.

[295]Wang, Y., Walsh, S.W., Kay, H.H. Placental lipid peroxides and thromboxane are increased and prostacyclin is decreased in women with preeclampsia[J]. Am. J. Obstet. Gynecol. 1992,167 (4 Pt 1):946-949.

[296]Clapp 3rd, J.F., Kiess, W. Effects of pregnancy and exercise on concentrations of the metabolic markers tumor necrosis factor alpha and leptin[J]. Am. J. Obstet. Gynecol. 2000,182 (2):300-306.

[297]Flynn, M.G., McFarlin, B.K. Toll-like receptor 4: link to the anti-inflammatory effects of exercise[J]? Exerc. Sport Sci. Rev.2006,34(4):176-181.

第四章

孕期营养、体育活动与骨骼健康

第一节　孕期营养对子代骨骼健康的影响

　　骨折在儿童时期很常见，大约30%的男孩和19%的女孩在18岁之前至少会有一次骨折[1]，是医疗资源的重要负担之一[2]。骨折只会在施加很大的力量时才会发生，但许多研究表明，与非骨折对照组相比，患有骨折儿童的骨密度（BMD）确实要低[3-4]，因此，优化骨密度的方法可以降低儿童骨折的发生率。更为重要的是，人们越来越认识到早期骨骼健康的改善可在成年期减少骨质疏松和脆弱骨折的负担。骨质疏松性骨折与死亡率增加[5]、生活质量下降、功能下降[6]有关，是医疗保健支出的一个重要原因[7]。因此，改善骨骼健康的新策略是非常必要的。越来越多的数据支持将早期骨骼发育作为减轻这一负担的一种方法。下文通过PubMed数据库根据相关性检索确定了大量的文献。

1 早期骨骼发育

胎儿骨骼的发育开始于8～12周的妊娠期，但骨矿化的主要时期是在孕晚期。在此期间，骨矿沉积主要由胎儿血浆钙离子（Ca^{2+}）浓度决定。胎盘通过母体循环向胎儿主动转运Ca^{2+}，导致胎儿血浆Ca^{2+}浓度高于母亲[8]。妊娠期，由于改变降钙素以满足胎儿对钙的需求，母肠钙吸收增加，因此，母体钙在整个怀孕期间可保持在正常成人范围内[9-10]。怀孕期间母性钙吸收和（或）代谢受损或骨矿化所需的基质有限，很可能对子代在子宫内的骨矿化产生负面影响。

出生时，体重3.0～3.5kg的婴儿将含有大约66克骨矿物质，约占体重的2%[11]。在童年和青少年时期，骨骼的长度和宽度都是通过不断的造型和重塑以及骨骼矿物质的积累来实现的，导致骨量增加[12]。虽然最后的身高是在青春期结束后不久达到的，骨矿物质的积累一直持续到第三个10年，峰值骨量（PBM）在20多岁左右达到峰值。PBM时全身骨矿含量中位数（BMC）男性约为2.7kg，女性约为2.1kg[13]。此后，随着更年期后骨丢失率的加快，骨量下降，虽然PBM在一定程度上是由基因决定的，但改变个体遗传潜能的外部因素可能会加速骨质疏松症的发生。事实上，数学建模表明，PBM增加10%（考虑到不可避免的随后骨质流失）将使骨质疏松症的发病推迟13

年[14]，并支持这样的观点：早期干预可预防骨质疏松性骨折，增加骨矿积累。

2　健康和疾病的发展起源假说

发育可塑性是指单个基因型产生多种不同表型的能力，并允许生物体适应发展关键时期的普遍环境条件。一般来说，这会带来进化上的优势，但是出生后的预期环境和胎儿已经适应的环境之间的不匹配可能不利于生存和未来健康。这被称为健康和疾病的发育起源假说（DoHAD），是在Barker和他的同事观察到心血管疾病后首次提出的，即婴儿死亡率与65年后心血管疾病标准化死亡率之间存在密切的关系[15]。然而，近年来，DoHAD假说越来越多地被认为也适用于其他疾病，包括骨骼发育和骨质疏松症。Baird等人[16]对6项研究进行Meta分析，发现每增加1kg出生体重，成年腰椎BMC增加1.49g（95%CI 0.77，2.21g），髋关节BMC增加1.41g（95%CI 0.91，1.91g）。根据这些数据推断，每减少1kg出生体重，髋部骨折的风险就会增加12%。同样，一项针对60～64岁成年人的研究报告称，出生体重与桡骨强度应变指数（SSI）呈正相关[17]，这是一种与骨折风险呈负相关的骨强度测量方法[18]。虽然这种关系可能暗示多个基因对婴儿的大小和成年骨量都有直接的致多向性作用，但人们也越来越认识到早期胎儿环境与出生体重和骨量有关。如下文所述，这些环境因素中有许多是可以修改的，因此可用于预防策略，以改善儿童的骨健康。

3 妊娠期母亲饮食与后代骨骼发育

安妮公主医院（PAH）的研究是最早的母亲-后代队列研究之一，目的是研究母亲的饮食与孕期生活方式和后代骨骼发育之间的关系。在这项研究中，198名来自英国南安普敦的孕妇在怀孕15～32周使用食物频率问卷（FFQ）进行饮食评估，由此计算出饮食评分，以量化饮食摄入与健康饮食建议的一致性。饮食中应含有更多的水果、蔬菜、全麦面包和意大利面、酸奶和谷类食品，加工较少的肉类、烤土豆、糖、薯片和软饮料都被贴上了谨慎的标签。9岁时采用双能X线骨密度仪（DXA）测量腰椎BMC和BMD，观察到更为谨慎的饮食与后代全身及腰椎BMC和BMD呈正相关[19]。这些发现得到了来自丹麦国民出生队列数据的支持，该群体显示出高度西化的饮食，包括肉类、土豆和白面包的高摄入量，但很少摄入蔬菜，摄入上述饮食的女性，怀孕期间其子代发生前臂骨折的风险较高[20]。然而，其他母亲饮食模式，包括谨慎饮食评分，与后代前臂骨折风险无关。

几项观察性研究也证实了个别饮食成分之间的关系，包括母亲怀孕期间的宏观和微观营养素与后代骨量之间的关系。

然而，在多元分析中，只有镁摄入量具有统计学意义[21]。在同一组儿童中，有骨折和没有骨折的儿童全身ABMD的差异为0.6%[3]。

在英国南安普敦妇女调查（SWS）中，妊娠晚期孕妇血清n-3多不饱和脂肪酸（PUFA）浓度与子代4岁时骨量的关系已经被证明具有正相关[22]，母体血清维生素A水平与子代出生后全身BMC之间也具有正相关，这与AD患者维生素A摄入量与髋部骨折之间的观察一致。Petersen等人[20]利用丹麦国民出生队列还确定母亲人工甜味剂摄入与后代前臂骨折之间的显著关系，但这些对BMC和骨结构的影响尚未被研究。虽然这些饮食因素中有许多在怀孕期间有可能被改变以改善后代的骨骼健康，但目前缺乏干预研究的证据。

4　母体钙、维生素D与子代骨发育

鉴于钙和维生素D对骨矿化的重要性，母亲钙摄入量和（或）维生素D状况与后代骨密度之间的关系是不足为奇的。

4.1　钙

钙的饮食来源包括乳制品、绿叶蔬菜、大豆和小鱼。正如前面所讨论的，孕妇钙代谢的改变发生在怀孕期间，以满足胎儿矿物质吸收的需要，但妊娠期钙摄入不足是常见的。美国医学研究所建议怀孕期间每天摄入1000～1300毫克钙[23]，但即使是在可能随时获得富含钙食物的发达国家，也不能必然实现[24-25]。

4.1.1　母体钙摄入量与子代骨矿化的观察试验

在过去的30年中，评估母亲钙或牛奶摄入量与后代骨矿化之间关系的观察性母亲队列研究发现，尽管使用了不同的方法，并且选择了不同的协变量纳入多变量分析，结论仍然在很大程度上是不一致的[21,24-28]。

4.1.2　妊娠期补钙的临床试验

最早的干预研究是1978年在印度进行的，目的是研究母体补钙对后代骨密度的影响[29]。87名孕妇是从较贫穷的社会经济背景中招募的，那里的钙摄入量传统上很低。试验将她们分为3组，分别每天服用300毫克钙、600毫克钙组和安慰剂组，从怀孕18～22周开始，一直持续到分娩，通过骨密度与铝的比较进行测量。与没有接受钙补充剂的母亲相比，发现两种补充钙剂量都与尺骨、桡骨、胫骨和腓骨X线骨密度显著增加有关，两种钙剂量之间没有显著性差异。然而，这项研究受到小样本和现在过时的评估骨矿化方法的限制，使用更先进的骨密度评估的研究还没有证实这些发现。

最近在美国田纳西州孟菲斯市进行的一项研究调查了发达国家母亲补钙的效果，这一地区的钙摄入量通常也很低[30]。从妊娠22周到分娩，共招募了256名母亲，随机分配给她们2000毫克/天的钙或安慰剂，发现干预组与对照组用DXA测量的后代全身或腰椎骨密度无显著性差异。有趣的是，在随机化和第3个月中，通过24小时的饮食摄入来评估母体膳食钙摄入，并观察到整个身体BMC的显著差异，在两个干预组之间，仅对摄入钙最低的1/5的母亲进行比较（<600mg/天），发现补钙有可能对习惯性钙摄入量最低的妇女有益。与这些发现形成对比的是，一项随机的双盲安慰剂对照试验在冈比亚进行，该国的钙摄入量通常很低，发现产妇每天补充1500毫克钙，测量第2、第13、第52周龄的子代全身骨密度，发现与安慰剂组无显著性差异[31]。此外，在长期的随访研究中发现对母子骨骼有潜在的长期损害。在母乳喂养完成后3个月时，随机接受补钙的妇女的BMC和BMD低于安慰剂组，这在研究后5年仍然明显[32]。在后代中，母亲补充钙改变了子代的生长轨迹，但对男女的影响不同：在8～12岁时，在怀孕期间接受钙补充的母亲所生的女孩比安慰剂组身材短小，脂肪量少。相反，补钙的母亲所生的男孩身高比安慰剂组高，脂肪质量更高[33]。这些效应似乎是由生长激素（GH）-胰岛素样生长因子（IGF）-1轴的性二形态改变介导的[34]。作者预测钙的补充导致了青春期的性别特异性改变，尽管青春期没有直接评估[33]，但发现男性的青春期提前，女性的青春期推迟。有趣的是，这些发现与冈比亚青春期前一年儿童补钙试验的结果相似，在该试验中，补钙导致男孩青春期早期

生长迅速，随后最终身高变短，但女孩没有[35]。重要的是，在这种长期缺钙的人群中，母亲补充钙可能不利于后代的晚年骨骼健康，因为男性青春期提前可能导致最终身高变短，女性青春期和初潮的晚发与成年骨折风险增加有关[36]。但需要对这些人群进行长期跟踪观察研究。

4.2 维生素D

有越来越多的文献报道母亲维生素D营养状况与后代骨骼健康之间的关系，无论是在子代出生时，还是在童年后期和成年早期。维生素D可以从饮食中获得，既可以从动物来源（如乳制品、鸡蛋、油性鱼类）中获取维生素D_3，也可以从植物来源（如植物源）获得维生素D_2（如蘑菇）。然而，大多数维生素D的来源是由紫外线作用在皮肤内将7-醛胆固醇转化为前维生素D_3而形成的。维生素D的主要循环形式是25-羟基维生素D[25（OH）D]，它是转化为活性代谢物1,25-二羟基维生素D的贮存器。血清25（OH）D目前被用作维生素D状态的最佳生物标记物，血清25（OH）D在北纬的人群中表现出典型的季节性分布，这是由于对UVB合成的依赖。在怀孕人口中也观察到这一点[37]，怀孕期间普遍存在低水平的25（OH）D。

4.2.1 母体维生素D水平与子代骨矿化的观察研究

在许多研究中，25（OH）D的季节变化被用作母亲25（OH）D状态的代用测量指标。事实上，韩国的一项观察研究发现，与夏季出生的婴儿相比，冬季出生的婴儿脐带中25（OH）D和全身BMC水平都低[38]。加拿大和挪威的母子观察研究表明，孕期母体血清或脐带血中的25（OH）D与较低的子代BMC（相对于体重）相关[39-40]。然而，在冈比亚的一项研究中，发现怀孕期间的母亲25（OH）D与出生时或出生后第一年的后代全身BMC之间没有显著的关系[41]。与其他研究相比，冈比亚港口的母亲25（OH）D不低于50nmol/L，因此，较低的骨骼矿化可能只发生在25（OH）D水平最低的母亲中。

据观察，母亲维生素D与后代骨骼健康之间的联系一直延续到子代的整个童年和成年以后。Javaid等人[42]发现，孕晚期（妊娠34周）测得的母亲血清25（OH）D与9岁时的后代全身和腰椎骨矿化呈正相关。这些发现后来在英国南安普敦妇女调查（SWS）中得到了复制。在一项澳大利亚母子研究中，来自同一地理区域的大的多的群体在6～7岁[43]和20岁时，其中母亲25（OH）D<50 nmol/L的年龄在18岁，与高于这一水平的母亲所生的后代相比[44]孕周时BMC和BMD分别下降2.7%和1.7%。在SWS中，孕晚期母性25（OH）D与4岁时子代肌力之间呈正相关[43]，提示需考虑到肌肉力量的重要性。在SWS调查中，晚期妊娠和4岁子代肌肉力量的研究发现，母亲25（OH）D与子代骨骼之间的正相关关系也被确定[45]，并且考虑到肌肉力量和负荷的重要性对骨矿物质的累积也是值得注意的。最初，Sayer

等人[46]报告称，孕晚期母体UVB暴露量与后代全身BMC和9.9岁时的aBMD之间存在正相关，但随后对孕妇血清25（OH）D测定结果进行的一组分析显示，孕妇25（OH）D与子代骨矿物质之间没有任何显著的关联。作者认为妊娠期间估计的UVB和对后代进行评估的年龄混淆了初步研究中观察到的关系[47]。此外，Garcia等人报告了荷兰母体25（OH）D浓度与子代6岁骨量之间的反比关系[48]，但统计模型包括采血前1个月的季节和环境日照，这是暴露的主要决定因素，预计与结果无关，但可能会影响这一发现[49]。此外，在丹麦进行的一项大型队列研究发现，新生儿25（OH）D与儿童骨折风险无关[50]。

4.2.2 妊娠期补充维生素D的临床试验

虽然观察性研究的结果表明，产前补充维生素D可能对后代骨骼健康有好处，但是，由于结果不一致，所以有必要进行干预研究以证实这一点，然后才能提出公共卫生建议。其中最大的一项研究是母体维生素D与子代骨质疏松症研究（MAVIDOS），这是一项双盲、随机、安慰剂对照的多中心试验，主要结果是用DXA测量新生儿骨量[51-52]。来自英国3个研究中心（南安普敦、牛津和谢菲尔德）的1134名妇女在妊娠12周时被随机分为1000 IU/d胆囊钙浓度和相应安慰剂组，其25（OH）D值介于25～100 nmol/L，在出生后14天内对婴儿全身骨量进行DXA评估。结果显示：补充胆钙化醇的孕妇在妊娠晚期

25（OH）D水平显著增加，但总体而言，两组子代BMC、面积骨密度（aBMD）均无显著性差异，但分娩季节与产妇随机化组之间存在显著的交互作用。事实上，在冬季出生的婴儿中，与安慰剂组相比，胆钙化醇组中的全身BMC和BMD分别约为9%和5%[51]。这种影响的大小比有无骨折之间的差异要大得多[3]，因此，如果这种影响持续到成年及以后的话，可能在临床上是有意义的，因此后续的研究也在进行。在孩子4岁时采用DXA和外周定量计算机断层扫描（PQCT）对该队列进行随访，在6~8岁时用高分辨率外周定量计算机断层扫描（HR-pQCT），以此来确定这些影响是否会持续作用。这项研究还确定了一些与维生素D补充反应有关的母亲因素，包括与维生素D代谢相关的基因中的母体重量增益和单碱基多态性（SNPs）[53-54]。这些因素之间的相互作用和补充可能对骨盐沉积是非常重要的，应在今后的工作中考虑到。

目前还没有任何同时补充维生素D和钙的干预研究来确定对骨盐沉积的影响。然而，鉴于骨矿物质累积中对上述两种微量元素的需求，应进一步研究这一问题。Chan等人[55]对怀孕的青少年进行了一项研究，将其随机分为3组：安慰剂组，每天添加1200毫克钙的橙汁组，每天摄入含钙1200 mg的乳制品组。结果发现，与安慰剂组和橙汁组相比，乳制品组的出生体重和用DXA测定的婴儿全身钙含量显著升高。乳制品组母体血钙摄入量和血清25（OH）D均较高，提示这两种营养素的补充可能是影响子代骨矿化的重要因素。然而，在一项临床试验中，钙（500~600mg/d）和维生素D补充（200 IU/d）虽然降低了孕妇子痫前期的风险，但增加了早产的风险，潜在地限制了它作为改善骨骼健康的临床干预措施的可行性[56]。

5 非膳食对后代骨骼发育的影响

母亲吸烟对胎盘功能和宫内生长迟缓的有害影响已被充分证实，但母亲吸烟与后代骨骼健康之间的关系尚不明确。在出生时，吸烟母亲所生的婴儿在PAH研究和SWS中全身BMC和骨面积减少，但这些关系在考虑到婴儿大小后变得不再显著，表明吸烟影响骨骼的整体大小，而不是矿化[57-58]。相比之下，母亲吸烟与儿童后期和青少年时期的BMC、BMD和骨面积更高有关，这可能是由于吸烟母亲的后代体重增加和肥胖发生率较高所致[59-61]。两项关于母亲吸烟和后代骨折率之间关系的研究报告了相互矛盾的结果。Parviainen等人[62]的研究认为，在芬兰北部吸烟的母亲所生的7岁以下儿童骨折的风险增加了1.83%，而Jones等人[63]发现在澳大利亚出生的孩子中，母亲吸烟并没有增加子代16岁前骨折的风险。

在SWS中，许多其他母体性状都与后代骨矿化有关：母亲身高和三头肌皮褶厚度（衡量肥胖的指标），在新生儿时期与子代BMC和BA呈正相关；而母亲步行速度作为体力活动的标志，与新生儿BMC和BA呈负相关[57]。对这些关系在新生儿期以外或在其他队列中的评估还没有报告。

6   机制

我们对观察到的早期环境与未来骨健康之间联系机制的理解正在不断发展。营养素可能会直接影响骨矿化，例如，母体25（OH）D浓度与脐带钙浓度相关，胎盘中钙转运蛋白的表达与新生儿骨量呈正相关[62]。然而，表观遗传学是介导子宫内环境与临床特征相互作用的关键机制之一。人们认识到，基因可以根据功能和需要在不同的细胞和组织中不同的表达，在实验研究中，后代显型和基因表达的改变可能是对环境提示和母亲饮食的反应[64]。表现遗传特征，包括DNA甲基化和组蛋白修饰，是稳定的遗传变化，可以影响基因转录，但不影响DNA序列。DNA甲基化的差异与儿童骨量以及子宫内环境的改变有关[65-66]，包括母体吸烟[67]和镉的暴露[68]，已经证明与DNA甲基化有关。

尽管Suderman等人[69]在观察队列研究中没有发现孕期18周或28周的母体25（OH）D与脐带血中后代全基因组甲基化模式之间的任何关联，但在MAVidos试验中，胆钙化醇补充却导致在脐带DNA中的视网膜样-X-受体-alpha（RXRA）启动子附近的特定区域中的甲基化降低[70]，这些位点的甲基化先前与骨质量相关[65]。在最近的研究中，在胎盘细胞中添加25（OH）D导致RXRA甲基化降低，这与临床研究的结果一致[70]，未来的工作需要通过介入研究建立这些甲基化变化与骨健康之间的关系。

7　结语

在未来的方法中也应考虑改善骨骼健康的新策略以及早期发育影响对后期骨骼健康的作用。有大量关于母亲饮食和生活方式特征与后代骨骼发育的数据，尽管其中大部分是观察性的。他们的发现并不一致，但是队列人口统计学的差异，分析中选择的协方差和评估饮食因素的方法确实限制了这些研究的直接比较。因此，需要高质量的干预研究，而且正在进行的MAVIDOS研究将为进一步的证据提供基础，以支持产前补充维生素D作为预防子代骨折和骨质疏松的可能途径。

8　建议

怀孕期间的早期干预，可能是改善后代骨骼健康的一个有用策略。正如前文所述，观察工作不断增加，但逆转因果关系和未知混杂因素的影响意味着这些发现不能直接转化为公共卫生建议。然而，这些研究对于指导未来高质量的介入研究是很重要的。任何这样的研究都需要适当的动力，因为很可能在怀孕期间补充少量钙的现有研究没有足够的动力来检测后代骨矿化的微小变化。将1000多名妇女纳入mAVIDOS研究表明，这种干预研究对妊娠期妇女的可接受性和在妊娠期进行大规模随机对照试验具有可行性。

　　根据季节等情况而改变推荐信息比较复杂，可能会减少被采纳的风险，但也可能更适合针对干预措施。未来的研究也需要仔细考虑任何干预的时机。目前为止，在这一领域已经有相关的干预研究，即一旦确认怀孕，就开始补充钙或维生素D。然而，骨骼发育和表观遗传的变化可能早于此，因此，改变发育的关键窗口可能已经错过。因此，怀孕前的干预研究是必要的，特别是因为许多怀孕直到怀孕前3个月才被确认，这意味着健康行为会发生变化，例如补充维生素D，可能很多人在胎儿发育成熟之前不会补充。

参考文献

[1]Moon RJ, Harvey NC, Curtis EM, et al. Ethnic and geographic variations in the epidemiology of childhood fractures in the United Kingdom[J]. Bone. 2016,85:9-14.

[2]Petrinco M, Di Cuonzo D, Berchialla P, et al. Economic burden of injuries in children: cohort study based on administrative data in a northwestern Italian region[J]. Pediatr Int. 2011,53(6):846-850.

[3]Clark EM, Ness AR, Bishop NJ, et al. Association between bone mass and fractures in children: a prospective cohort study[J]. J Bone Miner Res. 2006, 21(9):1489-1495.

[4]Clark EM, Tobias JH, Ness AR. Association between bone density and

fractures in children: a systematic review and meta-analysis[J].Pediatrics. 2006,117(2):e291-297.

[5]Abrahamsen B, van Staa T, Ariely R, et al. Excess mortality following hip fracture: a systematic epidemiological review[J]. Osteoporos Int.2009,20(10):1633-1650.

[6]Kim SM, Moon YW, Lim SJ, et al. Prediction of survival, second fracture, and functional recovery following the first hip fracture surgery in elderly patients[J]. Bone. 2012,50(6):1343-1350.

[7]Hernlund E, Svedbom A, Ivergard M, et al. Osteoporosis in the European Union: medical management, epidemiology and economic burden: a report prepared in collaboration with the International Osteoporosis Foundation (IOF) and the European Federation of Pharmaceutical Industry Associations (EFPIA)[J]. Arch Osteoporos. 2013,8(1-2):136.

[8]Forestier F, Daffos F, Rainaut M, et al. Blood chemistry of normal human fetuses at midtrimester of pregnancy[J]. Pediatr Res. 1987,21(6):579-583.

[9]Kovacs CS, Kronenberg HM. Maternal-fetal calcium and bone metabolism during pregnancy, puerperium, and lactation[J]. Endocr Rev.1997,18(6):832-872.

[10]Cross NA, Hillman LS, Allen SH, et al. Calcium homeostasis and bone metabolism during pregnancy, lactation, and postweaning:a longitudinal study[J]. Am J Clin Nutr. 1995,61(3):514-523.

[11]Koo WW, Walters J, Bush AJ, et al. Dual-energy X-ray absorptiometry studies of bone mineral status in newborn infants[J]. J Bone MinerRes. 1996,11(7):997-1002.

[12]Harvey N, Dennison E, Cooper C. Osteoporosis: a lifecourse approach[J]. J Bone Miner Res. 2014,29(9):1917-1925.

[13]Kelly TL, Wilson KE, Heymsfield SB. Dual-energy X-Ray absorptiometry body composition reference values from NHANES[J]. PLoS One.2009,4(9):e7038.

[14]Hernandez CJ, Beaupre GS, Carter DR. A theoretical analysis of the relative influences of peak BMD, age-related bone loss and menopause on the development of osteoporosis[J]. Osteoporos Int.2003,14(10):843-847.

[15]Barker DJ, Osmond C. Infant mortality, childhood nutrition, and ischaemic heart disease in England and wales[J]. Lancet. 1986,1(8489):1077-1081.

[16]Baird J, Kurshid MA, Kim M, et al. Does birthweight predict bone mass in adulthood? A systematic review and meta-analysis[J]. Osteoporos Int.2011, 22(5): 1323-1334.

[17]Kuh D, Wills AK, Shah I, et al. Growth from birth to adulthood and bone phenotype in early old age: a British birth cohort study[J]. J Bone Miner

Res.2014, 29(1):123-133.

[18]Kontulainen SA, Johnston JD, Liu D, et al. Strength indices from pQCT imaging predict up to 85% of variance in bone failure properties at tibial epiphysis and diaphysis[J]. J Musculoskelet Neuronal Interact. 2008,8(4):401-409.

[19]Cole ZA, Gale CR, Javaid MK, et al. Maternal dietary patterns during pregnancy and childhood bone mass: a longitudinal study[J]. J Bone Miner Res. 2009,24(4): 663-668.

[20]Petersen SB, Rasmussen MA, Olsen SF, et al. Maternal dietary patterns during pregnancy in relation to offspring forearm fractures: prospective study from the Danish National Birth Cohort[J]. Nutrients. 2015,7(4):2382-2400.

[21]Tobias JH, Steer CD, Emmett PM, et al. Bone mass in childhood is related to maternal diet in pregnancy[J]. Osteoporos Int. 2005,16(12):1731-1741.

[22]Harvey N, Dhanwal D, Robinson S, et al. Does maternal long chain polyunsaturated fatty acid status in pregnancy influence the bone health of children? The Southampton Women's Survey[J]. Osteoporos Int. 2012,23(9):2359-2367.

[23]Ross AC, Taylor CL, Yaktine AL, et al. Dietary reference intakes for calcium and vitamin D[J]. 2011. Washington, DC: The National Academies Press.

[24]Hyde NK, Brennan-Olsen SL, Wark JD, et al. Maternal dietary nutrient intake during pregnancy and offspring linear growth and bone: the vitamin D in pregnancy cohort study[J]. Calcif Tissue Int. 2017,100 (1):47-54.

[25]Heppe DH, Medina-Gomez C, Hofman A, et al. Maternal first-trimester diet and childhood bone mass: the generation study[J]. Am J Clin Nutr. 2013,98(1):224-232.

[26]Ganpule A, Yajnik CS, Fall CH, et al. Bone mass in Indian children–relationships to maternal nutritional status and diet during pregnancy: the Pune maternal nutrition Study[J]. J Clin Endocrinol Metab. 2006,91(8):2994-3001.

[27]Jones G, Riley MD, Dwyer T. Maternal diet during pregnancy is associated with bone mineral density in children: a longitudinal study[J]. Eur J Clin Nutr.2000, 54(10): 749-756.

[28]Yin J, Dwyer T, Riley M, et al. The association between maternal diet during pregnancy and bone mass of the children at age 16[J]. Eur J Clin Nutr.2010, 64(2): 131-137.

[29]Raman L, Rajalakshmi K, Krishnamachari K, et al. Effect of calcium supplementation to undernourished mothers during pregnancy on the bone density of the neonates[J]. Am J Clin Nutr. 1978,31(3):466-469.

[30]Koo WW, Walters JC, Esterlitz J, et al. Maternal calcium supplementation

and fetal bone mineralization[J]. Obstetrics Gynecol. 1999,94(4):577-582.

[31]Jarjou LM, Prentice A, Sawo Y, et al. Randomized, placebo-controlled, calcium supplementation study in pregnant Gambian women: effects on breast-milk calcium concentrations and infant birth weight, growth, and bone mineral accretion in the first year of life[J]. Am J Clin Nutr. 2006,83(3):657-666.

[32]Jarjou LM, Sawo Y, Goldberg GR, et al. Unexpected long-term effects of calcium supplementation in pregnancy on maternal bone outcomes in women with a low calcium intake: a follow-up study[J]. Am J Clin Nutr. 2013,98(3):723-730.

[33]Ward KA, Jarjou L, Prentice A. Long-term effects of maternal calcium supplementation on childhood growth differ between malesand females in a population accustomed to a low calcium intake[J].Bone. 2017,103:31-38.

[34]Prentice A, Ward KA, Nigdikar S, et al. Pregnancy supplementation of Gambian mothers with calcium carbonate alters mid-childhoodIGF1 in a sex-specific manner[J]. Bone. 2018,120:314-320.

[35]Ward KA, Cole TJ, Laskey MA, et al. The effect of prepubertal calcium carbonate supplementation on skeletal development in Gambian boys – a 12-year follow-up study[J]. J Clin Endocrinol Metab. 2014,99(9):3169-3176.

[36]Chevalley T, Bonjour JP, van Rietbergen B, et al. Fractures in healthy females followed from childhood to early adulthood are associated with later menarcheal age and with impaired bone microstructure at peak bone mass[J]. J Clin Endocrinol Metab. 2012,97(11):4174-4181.

[37]Moon RJ, Crozier SR, Dennison EM, et al. Tracking of 25-hydroxyvitamin D status during pregnancy: the importance of vitamin D supplementation[J]. Am J Clin Nutr. 2015,102(5):1081-1087.

[38]Namgung R, Tsang RC, Lee C, et al. Low total body bone mineral content and high bone resorption in Korean winter-born versus summer-born newborn infants[J]. J Pediatr. 1998,132(3 Pt 1):421-425.

[39]Weiler H, Fitzpatrick-Wong S, Veitch R, et al. Vitamin D deficiency and whole-body and femur bone mass relative to weight in healthy newborns[J]. Cmaj. 2005,172(6):757-761.

[40]Viljakainen H, Korhonen T, Hytinantti T, et al. Maternal vitamin D status affects bone growth in early childhood – a prospective cohort study[J]. Osteoporos Int. 2011,22(3):883-891.

[41]Prentice A, Jarjou LM, Goldberg GR, et al. Maternal plasma 25-hydroxyvitamin D concentration and birthweight, growth and bone mineral accretion of Gambian infants[J]. Acta Paediatr. 2009,98(8):1360-1362.

[42]Javaid M, Crozier S, Harvey N, et al. Maternal vitamin D status during

pregnancy and childhood bone mass at age 9 years:a longitudinal study[J]. Lancet. 2006,367(9504):36-43.

[43]Moon RJ, Harvey NC, Davies JH, et al. Vitamin D and bone development[J]. Osteoporos Int. 2015,26(4):1449-1451.

[44]Zhu K, Aj W, Hart P, et al. Maternal vitamin D status during pregnancy and bone mass in offspring at 20 years of age: a prospective cohort study[J]. J Bone Miner Res. 2014,29(5):1088-1095.

[45]Harvey NC, Moon RJ, Sayer AA, et al. Maternal antenatal vitamin D status and offspring muscle development: findings from the Southampton Women's Survey[J]. J Clin Endocrinol Metab. 2014,99(1):330-337.

[46]Sayers A, Tobias JH. Estimated maternal ultraviolet B exposure levels in pregnancy influence skeletal development of the child[J].J Clin Endocrinol Metab. 2009,94(3):765-771.

[47]Lawlor DA, Wills AK, Fraser A, et al. Association of maternal vitamin D status during pregnancy with bone-mineral content in offspring:a prospective cohort study[J]. Lancet. 2013,381(9884):2176-2183.

[48]Garcia AH, Erler NS, Jaddoe VWV, et al. 25-hydroxy vitamin D concentrations during fetal life and bone health in children aged 6 years: a population-based prospective cohort study[J].Lancet Diabetes Endocrinol. 2017,5(5):367-376.

[49]Harvey NC, Moon R, Inskip HM, et al. Gestational vitamin D and childhood bone health[J]. Lancet Diabetes Endocrinol. 2017,5(6):417.

[50]Handel MN, Frederiksen P, Cohen A, et al. Neonatal vitamin D status from archived dried blood spots and future risk of fractures in childhood: results from the D-tect study, apopulation-based case-cohort study[J]. Am J Clin Nutr. 2017,106(1): 155-161.

[51]Cooper C, Harvey NC, Bishop NJ, et al. Maternal gestational vitamin D supplementation and offspring bone health (MAVIDOS):a multicentre, double-blind, randomised placebo-controlled trial[J].Lancet Diabetes Endocrinol. 2016, 4(5):393-402.

[52]Harvey NC, Javaid K, Bishop N, et al. MAVIDOS maternal vitamin D osteoporosis study: study protocol for a randomized controlled trial. The MAVIDOS study group[J]. Trials. 2012,13:13.

[53]Moon RJ, Harvey NC, Cooper C, et al. Determinants of the maternal 25-hydroxy vitamin D response to vitamin D supplementation during pregnancy[J]. J Clin Endocrinol Metab. 2016,101(12):5012-5020.

[54]Moon RJ, Harvey NC, Cooper C, et al. Response to antenatal cholecalciferol supplementation is associated with common vitamin D related genetic variants[J]. J Clin Endocrinol Metab. 2017.

[55]Chan GM, McElligott K, McNaught T, et al. Effects of dietary calcium intervention on adolescent mothers and newborns:a randomized controlled trial[J]. Obstetrics Gynecol. 2006,108(3):565-571.

[56]De-Regil LM, Palacios C, Lombardo LK, et al. Vitamin D supplementation for women during pregnancy[J]. Cochrane Database Syst Rev. 2016,(1),Cd008873.

[57]Harvey NC, Javaid MK, Arden NK, et al. Maternal predictors of neonatal bone size and geometry: the Southampton Women's Survey[J]. J Dev Orig Health Dis. 2010,1(1):35-41.

[58]Godfrey K, Walker-Bone K, Robinson S, et al. Neonatal bone mass:influence of parental birthweight, maternal smoking, body composition, and activity during pregnancy[J]. J Bone Miner Res. 2001,16(9):1694-1703.

[59]Martinez-Mesa J, Menezes AM, Howe LD, et al. Lifecourse relationship between maternal smoking during pregnancy, birth weight, contemporaneous anthropometric measurements and bone mass at 18 years old. The 1993 Pelotas birth cohort[J]. Early Hum Dev. 2014,90(12):901-906.

[60]Jones G, Riley M, Dwyer T. Maternal smoking during pregnancy, growth, and bone mass in prepubertal children[J]. J Bone Miner Res.1999,14(1):146-151.

[61]Belenchia AM, Jones KL, Will M, et al. Maternal vitamin D deficiency during pregnancy affects expression of adipogenic-regulating genes peroxisome proliferator-activated receptor gamma(PPARgamma) and vitamin D receptor (VDR) in lean male mice offspring[J]. Eur J Nutr. 2016. doi:10.1007/s00394-016-1359-x

[62]Parviainen R, Auvinen J, Pokka T, et al. Maternal smoking during pregnancy is associated with childhood bone fractures in offspring—a birth-cohort study of 6718 children[J]. Bone.2017,101:202-205.

[63]Jones G, Hynes KL, Dwyer T. The association between breastfeeding, maternal smoking in utero, and birth weight with bone mass and fractures in adolescena 16-year longitudinal study[J]. Osteoporos Int. 2013,24(5):1605-1611.

[64]Lillycrop KA, Phillips ES, Jackson AA, et al. Dietary protein restriction of pregnant rats induces and folic acid supplementation prevents epigenetic modification of hepatic gene expression in the offspring[J]. J Nutr. 2005, 135(6): 1382-1386.

[65]Harvey NC, Sheppard A, Godfrey KM, et al. Childhood bone mineral content is associated with methylation status of the RXRA promoter at birth[J]. J Bone Miner Res. 2014,29(3):600-607.

[66]Harvey NC, Lillycrop KA, Garratt E, et al. Evaluation of methylation status of the eNOS promoter at birth in relation to childhood bone mineral content[J].

Calcif Tissue Int. 2012,90(2):120-127.

[67]Murphy SK, Adigun A, Huang Z, et al. Gender-specific methylation differences in relation to prenatal exposure to cigarette smoke[J]. Gene. 2012,494(1):36-43.

[68]Kippler M, Engström K, Jurkovic Mlakar S, et al. Sex-specific effects of early life cadmium exposure on DNA methylation and implications for birth weight[J]. Epigenetics. 2013,8(5):494-503.

[69]Suderman M, Stene LC, Bohlin J, et al. 25-Hydroxy vitamin D in pregnancy and genome wide cord blood DNA methylation in two pregnancy cohorts (MoBa and ALSPAC)[J]. J Steroid Biochem Mol Biol. 2016,153:102-109.

[70]Curtis EM, Krstic N, Cook E, et al. Gestational vitamin D supplementation leads to reduced perinatal RXRA DNA methylation: results from the MAVIDOS trial[J]. J Bone Miner Res. 2019,34(2):231-240.

第二节　孕期体育活动与母亲和后代骨骼健康

骨组织是动态更新的组织，更新的过程称为骨转换，又叫骨重建，它包括骨吸收和骨形成两个方面。研究发现孕期女性体内的骨代谢是一种高骨转换状态，整个怀孕周期骨转换率持续上升，但在分娩后6周可恢复到孕前水平[1]，胰岛素样生长因子I（IGF-I）的水平可能是妊娠期骨转换的重要决定因素，而高骨转换率可能是引起孕期骨小梁丢失的主要原因[2]，在腰椎和股骨转子等富含小梁骨的部位，骨密度下降显著[3]。母体的高骨转换率也表明，孕期和哺乳期婴儿生长所需的钙至少部分来自母体骨骼[4]。

骨转换标志物的变化可反映孕期女性体内的高骨转换状

况，骨转换标志物分为骨吸收标志物和骨形成标志物。骨吸收标志物临床上常用的主要有羟脯氨酸（HOP）、Ⅰ型胶原交联N-末端肽（TNX）、Ⅰ型胶原交联C-末端肽（CTX）、吡啶啉（pry）和脱氧吡啶啉（D-pry）；骨形成标志物主要有Ⅰ型前胶原N端肽（PINP）、Ⅰ型前胶原C端肽（PICP）、骨特异性碱性磷酸酶（bALP）和骨钙素（OC）。More C[4]研究发现所有骨转换标志物在怀孕期间都增加了，甚至在产后12个月也未达到孕前水平，而Naylor KE[2]和Gallacher SJ[5]认为OC浓度除外。

孕期骨吸收和骨形成虽然都增加，但研究发现孕妇骨钙呈负平衡状态，即骨吸收大于骨形成[3,6-8]，且两者之间的失衡是从孕早期开始的[7]。而反映骨吸收程度的指标骨密度在孕期显著降低，但个体间差异较大，孕前骨密度越大的妇女产后骨丢失越严重，而母体产后骨密度与其婴儿出生体重和身高呈显著正相关，因此维持孕妇骨密度的正常不仅对母体的健康很重要，对婴儿的健康同样重要[8]。Nakayama S[9]发现双胎妊娠女性较单胎妊娠女性体内骨转换率更高，因此可以满足双胎在妊娠期间对钙的高需求。

To WW[10]研究证实在怀孕期间积极参加体育锻炼的女性，怀孕期间BMD的生理下降明显低于不经常锻炼者。Garshasbi A[11]发现妊娠后半期的运动显著降低了孕妇下腰痛的程度，虽对脊柱前凸无明显影响，但显著提高了脊柱的柔韧性。而孕期运动受限的孕妇，其健康状况尤其是骨骼健康会受到较大影响，如骨吸收增加，这可能导致孕妇未来患骨质疏松症的风险加大。另外，活动受限（AR）可进一步加剧妊娠期骨丢失[12-13]，说明运动对孕期骨骼的健康有重要促进作用，但也有学者对此有不同意见，Sowers MF[14]发现，由于孕妇肠道钙吸收增加，怀孕期间不会发生暂时性骨丢失，而且膳食钙摄入量增加、体力活动减少、妊娠高血压和子痫前期都与骨变化无关。Karlsson MK[15]认为在孕期各种因素发生变化，这些因素都对骨密度（BMD）有很大影响，如吸烟习惯、饮酒水平、体力活动水平、体重、软组织成分和激素水平等，其中有些因素能增加骨密度，而有些因素可降低骨密度。由于这些变化，几乎不可能预测怀孕期间BMD的发展，但纵向研究表明，怀孕与BMD损失高达5%有关，尽管BMD在断奶后可以恢复。看来，运动对减少孕妇骨丢失作用的研究还有待进一步证实。

　　孕妇运动对后代骨骼健康的作用，已有大量的研究发现影响是积极的，如Gaeini AA[16]以怀孕大鼠模拟孕妇，发现孕前期适度运动带来的身体健康状况的改善引起了雌性后代的骨基因表达显著的积极变化，特别是RANKL/OPG比率的改善对成骨反应的影响，但这种影响有可能与后代的性别有关[17]。运动方式和时间的差异，可能对后代影响也不同，如Gaeini A[18]研究发现，仅妊娠期间的运动对任何测量基因都没有影响，但妊娠前和妊娠期间都运动的雌性大鼠其后代所有基因都有变化，仅在怀孕前运动可增加β-连环蛋白和OPG，降低PPAR、RANKL和RANKL/OPG比率（$P<0.001$）。孕期运动对后代骨骼健康的积极影响有多大，也有不同报道。如Petersen SB[19]认为怀孕期间在跑步机上进行的轻度运动却会对后代的骨骼结构造成永久性损害，研究还发现西方饮食结构和人工甜味饮料的高孕期消费与后代前臂骨折呈正相关。孕期不同运动强度对后代骨骼影响的研究较少，还没有确切的证据证实强度与后代骨骼健康的关系。

参考文献

[1]Yoon BK, Lee JW, Choi DS, Roh CR, Lee JH. Changes in biochemical bone markers during pregnancy and puerperium.J Korean Med Sci. 2000 Apr;15(2):189-193.

[2]Naylor KE1, Iqbal P, Fledelius C, Fraser RB, Eastell R. The effect of pregnancy on bone density and bone turnover.J Bone Miner Res. 2000 Jan;15(1):129-137.

[3]Ulrich U, Miller PB, Eyre DR, Chesnut CH 3rd, Schlebusch H, Soules MR. Bone remodeling and bone mineral density during pregnancy.Arch Gynecol Obstet. 2003 Oct;268(4):309-316.

[4]More C, Bhattoa HP, Bettembuk P, Balogh A. The effects of pregnancy and lactation on hormonal status and biochemical markers of bone turnover.Eur J Obstet Gynecol Reprod Biol. 2003 Feb 10;106(2):209-213.

[5]Gallacher SJ, Fraser WD, Owens OJ, Dryburgh FJ, Logue FC, Jenkins A, Kennedy J, Boyle IT. Changes in calciotrophic hormones and biochemical markers of bone turnover in normal human pregnancy.Eur J Endocrinol. 1994 Oct;131(4):369-374.

[6]O' Brien KO, Donangelo CM, Zapata CL, Abrams SA, Spencer EM, King JC. Bone calcium turnover during pregnancy and lactation in women with low

calcium diets is associated with calcium intake and circulating insulin-like growth factor 1 concentrations.Am J Clin Nutr. 2006 Feb;83(2):317-323.

[7]Møller UK, Streym S, Mosekilde L, Heickendorff L, Flyvbjerg A, Frystyk J, Jensen LT, Rejnmark L. Changes in calcitropic hormones, bone markers and insulin-like growth factor I (IGF-I) during pregnancy and postpartum: a controlled cohort study.Osteoporos Int. 2013 Apr;24(4):1307-1320.

[8]Yoneyama K, Ikeda J. Change in maternal bone mineral density during pregnancy and relationship between the density and foetus growth—a prospective study.Nihon Koshu Eisei Zasshi. 2000 Aug;47(8):661-669.

[9]Nakayama S, Yasui T, Suto M, Sato M, Kaji T, Uemura H, Maeda K, Irahara M. Differences in bone metabolism between singleton pregnancy and twin pregnancy.Bone. 2011 Sep;49(3):513-519.

[10] To WW, Wong MW. Bone mineral density changes during pregnancy in actively exercising women as measured by quantitative ultrasound.Arch Gynecol Obstet. 2012 Aug;286(2):357-363.

[11]Garshasbi A, Faghih Zadeh S. The effect of exercise on the intensity of low back pain in pregnant women.Int J Gynaecol Obstet. 2005 Mar;88(3):271-275. Epub 2005 Jan 16.

[12]Brandao KL1, Mottola MF, Gratton R, Maloni J. Bone status in activity-restricted pregnant women assessed using calcaneal quantitative ultrasound. Biol Res Nurs. 2013 Apr;15(2):205-212. doi: 10.1177/1099800411423807. Epub 2011 Oct 13.

[13]Kaji T, Yasui T, Suto M, Mitani R, Morine M, Uemura H, Maeda K, Irahara M. Effect of bed rest during pregnancy on bone turnover markers in pregnant and postpartum women.Bone. 2007 Apr;40(4):1088-1094.

[14]Sowers MF, Scholl T, Harris L, Jannausch M. Bone loss in adolescent and adult pregnant women.Obstet Gynecol. 2000 Aug;96(2):189-193.

[15]Karlsson MK, Ahlborg HG, Karlsson C. Maternity and bone mineral density. Acta Orthop. 2005 Feb;76(1):2-13.

[16]Gaeini AA, Shafiei Neek L, Choobineh S, Baghaban Eslaminejad M, Satarifard S, Sayahpour FA, Mousavi SN. Preconception endurance training with voluntary exercise during pregnancy positively influences on remodeling markers in female offspring bone.J Matern Fetal Neonatal Med. 2016 Nov;29(22):3634-3640.

[17] Rosa BV, Blair HT, Vickers MH, Dittmer KE, Morel PC, Knight CG, Firth EC. Moderate exercise during pregnancy in Wistar rats alters bone and body composition of the adult offspring in a sex-dependent manner.PLoS One. 2013 Dec 5;8(12):e82378.

[18]Gaeini A, Baghaban Eslaminejad M, Choobineh S, Mousavi N, Satarifard S,

Shafieineek L. Effects of exercise prior or during pregnancy in high fat diet fed mice alter bone gene expression of female offspring: An experimental study.Int J Reprod Biomed (Yazd). 2017 Feb;15(2):93-100.

[19]Petersen SB, Rasmussen MA, Olsen SF, Vestergaard P, Mølgaard C, Halldorsson TI, Strøm M. Maternal dietary patterns during pregnancy in relation to offspring forearm fractures: prospective study from the Danish National Birth Cohort.Nutrients. 2015 Apr 2;7(4):2382-2400.

第五章
孕期体育活动与母婴健康

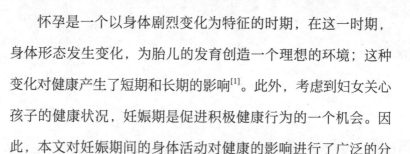

　　怀孕是一个以身体剧烈变化为特征的时期，在这一时期，身体形态发生变化，为胎儿的发育创造一个理想的环境；这种变化对健康产生了短期和长期的影响[1]。此外，考虑到妇女关心孩子的健康状况，妊娠期是促进积极健康行为的一个机会。因此，本文对妊娠期间的身体活动对健康的影响进行了广泛的分析，当前的证据显示，妊娠期间的休闲体育活动（LTPA）对母体和儿童健康有潜在的益处[2-5]。

　　有研究认为，怀孕期间进行的体育活动与妊娠期糖尿病（GDM）[3]、先兆子痫[6]的发病率较低以及妊娠期母体体重增加幅度降低[2]有关，此外，还降低了早产的风险[7]，减少了肥胖的发生率[8]。随着妊娠期糖尿病（GDM）和妊娠期高血压研究的发展，以及胎儿生长受限和早产增加了胎儿成年期心血管疾病和死亡率[9]，预防这些并发症变得非常必要。

　　尽管科学知识在促进怀孕期间体育活动的指导方针方面取得了重大进展[10]，但大多数孕妇并没有采纳目前的建议，即每周至少进行150分钟的中等强度有氧运动，并在怀孕前后继续活动[11-12]，此外，在怀孕期间，身体活动水平往往下降[13-14]。大量来自不同国家的研究表明，孕妇怀孕期间的体力活动水平很低，特别是在孕晚期[13-16]。挪威的数据显示，怀孕前定期锻炼的妇女比例为46.4%，在妊娠第17周和第30周急剧下降至28%和20%[15]。在美国[17]和丹麦[16]进行的其他研究表明，随着怀孕的提前，妇女体力活动也减少了，而在巴西南部的一项研究表明，只有4%的母亲在整个怀孕期间从事休闲活动[13]。

本文总结了怀孕期间体育活动与具体妇幼健康结果的关系[3-6]，发现部分评论侧重于实验研究[2,4,18]，另一些评论则评价观测研究[3,6-7]。方法上的差异意味着观察和实验设计可能导致不同的结果。例如，尽管先前对队列研究的分析结果显示，LTPA与产妇和儿童健康之间存在积极的联系[3,6]，但大多数RCTs报告认为没有关联[18-20]。探索队列和实验研究的不同发现是一个关键的文献空白。我们系统回顾的目的是比较随机对照试验（RCT）和队列研究中妊娠期LTPA与3种妊娠期并发症母亲（GDM、子痫前期和妊娠期体重增加）和3种问题（早产、出生体重和胎儿生长）孩子健康结果之间的关系。

1 相关的概念

根据美国医学研究所（IOM）的建议，定义了过度的妊娠体重增加（EWG），根据CategoGo建立了适当的体重增加指数参数[21]。GDM是一种特殊的妊娠障碍，定义为"妊娠期间出现或认识到的任何程度的葡萄糖不耐受"[22]。先兆子痫也是一种特殊的妊娠期疾病，其特征是高血压（血压超过140/90 mmHg）和妊娠第20周孕妇尿液中有蛋白质存在[23]。低出生体重被定义为足月婴儿出生体重低于2500克[24]。早产被定义为妊娠37周前的分娩[25]。胎儿生长被分为两个独立的结果变量：大胎龄（LGA）被定义为胎儿或婴儿比相应性别和胎龄发育得更大[26]；小胎龄（SGA）是指胎儿或婴儿小于或低于预期的婴儿相应性别和胎龄[26]。

2　检索结果

共搜索了17 925个标题，其中1119个被选作摘要审查。在阅读了摘要之后，我们排除了1001篇文章，因此共阅读了118篇全文，包括30个随机试验和51项队列研究。

2.1　随机对照试验

分析发现，在此领域研究较多的国家是西班牙（$n=10$）、巴西（$n=4$）、挪威（$n=4$）和美国（$n=3$）。每次干预的参与者数量都有很大的差异，干预组为9～481人，对照组为6～481人。所有干预措施都包括一个结构化的锻炼计划，大多数包括中等强度的体育活动，每周3次。活动持续时间从20分钟到70分钟不等，虽然大多数运动包括有氧运动和肌肉阻力或力量训练，但运动方案差异很大。根据Jadad量表[27]，平均得分为2.7分，从1（最差）到4分（最佳）不等。

2.2　Meta分析：怀孕期间体重增加

对于妊娠期体重增加（GWG），RCTs的Meta分析包括对照组的1605名妇女和运动组的1598名妇女。经Meta分析，GWG平均相差−1.11kg（DSE−1.53；−0.69）。与未参加运动干预的妇女相比，在怀孕期间接受运动干预的妇女体重增加较少，两组试验均无显著性差异（P=0.868）。

怀孕期间活跃的妇女GWG风险比不工作的妇女低18%，超过了国际移民组织的建议（OR 0.82；95%CI 0.68～0.99），队列研究的样本包括9795名女性，研究显示有显著性差异（I^2=60.2%；P=0.005）。

2.3　Meta分析：妊娠期糖尿病

在GDM方面，包括10项试验，对照组为1907名妇女，运动组为1883名。Barakat等人[28]依据两项GDM诊断标准（世界卫生组织标准和国际妊娠期糖尿病协会标准），进行Meta分析提示，运动干预对GDM的发生有保护作用（相对危险度[RR]0.67；95%CI 0.49～0.92），差异性低（I^2=33%；P=0.135）。

考虑到队列研究，样本总数为6754。GDM与高、中、低/无LTPA比较的总OR值为0.75（95%CI 0.55～1.01），无差异性证据（I^2=0%；P=0.615）。

2.4　Meta分析：子痫前期

3个试验的数据包括在子痫前期的Meta分析中，708名妇女在对照组，709名妇女在运动组。妊娠运动干预与子痫前期风险之间无关联（RR 0.93；95%CI 0.55～1.57）。所有试验均无显著性差异证据（I^2=0%；P=0.872）。

在队列分析中，包括了8项研究，样本量为155 414名妇女。类似于随机试验的结果，没有证据表明LTPA在妊娠和子痫前期之间有关联。群体间差异性较低（I^2=19.4%；P=0.270）。

2.5　Meta分析：出生体重

共有22项随机试验（运动组2431名妇女，对照组2478名妇女）评价了运动干预对婴儿出生体重的影响。未发现LTPA对平均出生体重的影响（MD－31.09g；DSE－69.91；7.73）。然而，在随机试验中发现极显著性差异（I^2=98.8%；P<0.001）。

对6个队列研究（n=62,127个女性）的分析显示，LTPA对平均出生体重的影响较小（B－1.05g），无显著性差异（I^2=0%；P=0.445）。

2.6　Meta分析：胎龄

在妊娠年龄的Meta分析中包括了17项试验的数据，包括对照组的2169名妇女和运动组的2109名妇女。Meta分析显示孕龄组分娩时差异无显著性（MD－0.07周，DSE－0.29；0.16）。所有试验均无显著性差异（I^2=0%；P<0.001）。

11个队列研究（n=81,595）显示LTPA与早产风险之间的反向关联（OR0.80；95%CI 0.70～0.91），在研究中发现较低差异性（I^2=13.4%；P=0.310）。

2.7 Meta分析：胎儿生长

4项试验（运动组754名妇女，对照组745名妇女）评估了运动干预对出生SGA风险的影响，三项试验（运动组302名妇女，对照组301名妇女）评估了运动干预对出生LGA风险的影响，发现运动与SGA之间没有关联，但在怀孕期间接受运动干预的妇女生LGA的风险较低（RR 0.51；95%CI 0.30～0.87），LGA和SGA均无显著性差异（I^2=0%；P=0.001）。

在队列研究中，考虑到包括结果"LGA"在内的研究数量较少，只能对结果"SGA"进行分析。3项研究的数据包含在SGA的Meta分析中。两者无相关性（OR=1.03；95%CI 0.81~1.30），也无显著性差异（I^2=25.2%；P=0.245）。

3 讨论

目前为止，这是第一次在实验和队列研究中比较长期妊娠与母婴健康之间的关系的Meta分析。以往关于LTPA 对母婴影响的研究仅限于对特定孕妇的特定运动设计[29-30]。

分析观察到长期妊娠妇女在怀孕期间体重过度增加（在怀

孕期间体重增加较少）、GDM（活跃妇女较少发展GDM）、早产（Acti）与LTPA有一致的关联。体力活动活跃的孕妇分娩早产儿的可能性较小，分娩LGA婴儿的概率也较小。

这两项研究设计之间的第一项差异与暴露变量（即体力活动）的性质有关。Cohort研究依赖于自我报告的LTPA和来自加速测定的中等程度的体力活动。大多数实验研究为孕妇提供有组织的运动干预，因此，观察性研究在体力活动水平上有较高的可变性，而随机试验在干预组中更容易出现相同的体力活动水平。

另一个问题是队列研究中混杂的可能性，而不是足够样本量的RCT病例。例如，社会经济地位高的妇女在闲暇时间更活跃[13]，身体更为健康。因此，在未经调整的分析中，运动活跃的妇女可能比不活跃的妇女健康指标表现更好，至少部分原因是她们来自社会经济富裕群体。从理论上说，调整社会经济地位可以消除这一假象，但残存混乱始终是一种可能性。

样本大小在队列研究和实验研究之间也有很大差异。大多数实验每组的参与者少于100人，而大多数队列研究的样本量超过1000人。因此，同样大小的差异在队列研究中而不是在实验研究中被认为是显著的。此外，在比较RCT和队列研究时，另一个重要的问题是怀孕期间体力活动的选择。虽然一些队列研究认为孕前的体力活动是分析的一个混杂变量，但大多数研究没有具体说明妇女孕前是否活跃。在大多数RCT中，在妊娠前不活动是入选标准。队列研究发现的积极效应，但不参与干预研究可归因于长期的身体活动参与，而不仅仅是妊娠期间的体力活动。

尽管队列和实验研究之间存在差异，但研究表明，很多研究是一致的。在怀孕期间体重增加方面，在比较队列分析（$n=11$）和实验（$n=18$）分析时，发现结果相似，即无论研究设计如何，体力活跃的妇女怀孕期间体重增加都较低。这些结果与Streuling等人进行的12项研究的综合分析一致[2]。干预组平均增重率（-0.61；$95\%CI$ 1.17~0.06）明显低于对照组（$P<0.01$）。另一方面，我们的发现不同于Cochrane对4篇关于怀孕期间有氧运动的文章的评论，Kramer和McDonald[31]的结论是，运动对怀孕期间体重增加的影响没有任何意义。

在GDM方面，我们对11项实验研究进行的Meta分析显示，怀孕期间从事体育活动的孕妇体现了对母婴的保护效应。在7个队列分析中观察到了相同的结果，尽管在统计学意义上这一差异是不显著的，在先前对5个队列和病例对照研究的Meta分析中，Tobias等人[3]认为体力活动对GDM的发展有保护作用，但在Yin等人[18]进行的5种RCTs的Meta分析中未观察到这种保护作用。

运动对子痫前期的保护作用在我们的4项实验研究和9项队

列研究中没有得到证实。Aune等[6]对7个队列和4个病例进行了系统审查和归纳分析及对照研究，发现体力活动与先兆子痫之间存在负相关关系。然而，在Cochrane对Meher和Duley进行的3项试验的审查中没有观察到这种关联[19]。

孕期参加体力活动的孕妇与未活动的孕妇所生的新生儿体重没有显著性差异，这与之前的两个研究结论一致[20,32]。2015年一项对15个RCT的Meta分析发现，体力活动活跃的女性生产的婴儿体重较轻[4]，然而，这项研究没有包括2014年和2015年发表的文章，这些研究往往显示出相反的结果。除了队列研究中关于平均出生体重的Meta分析外，所有的体重分析都是相似的，其中两项研究的加权效应几乎是100%。观察到的差异是Fleen等人[33]有43 705名个体的样本，而其他研究参与人数较少。我们在Meta分析中使用了一个考虑样本大小的模型来均匀地分配权重，同时考虑到小样本研究的贡献。此外，我们还进行了额外的分析，以观察去掉Fleten等[33]的研究后，效应估计可能发生的变化，但未观察到集合效应的显著变化。

实验证据表明与Sanabria Martinez等人[4]的研究结果相似，结论不支持妊娠期体力活动与早产之间具有相关性。在过去，关于妊娠期间的运动是否会对母体和胎儿生长产生不利影响以及增加早产风险的文献结果不一致[34]。根据Goldenberg等人的说法[35]，长时间工作和在压力大的条件下从事体力劳动，特别是从事职业体育活动可能与早产风险增加有关。然而，一些研究集中在怀孕期间每周几次的剧烈运动训练上，发现它与早产的风险降低或不变[36-38]有关。观察研究表明，怀孕期间定期的LTPA甚至可以降低早产的发生率[39-40]，这一关联在我们对13项队列研究的归纳分析中得到了证实。

我们对RCT的归纳分析显示，妊娠期间的运动导致分娩LGA新生儿的可能性降低。在Wiebe等人进行的Meta分析中也发现了类似的结果[5]。值得强调的是，与其他结果相比，关于胎儿生长的现有文献仍然是有限的。

旨在预防产前并发症的大多数体力活动干预都集中在中度强度的LTPA上。对怀孕期间久坐行为或小强度活动的关注较少[41]。通过直接减少久坐行为所花费的时间，增加在小强度活动中花费的时间可能会对怀孕期间的健康产生重要影响。未来的研究可能有助于解决这一文献空白。另一项重要的研究是运动强度对母婴健康结果的影响。在我们的Meta分析中，由于在剧烈的强度活动上研究集中较少，所以无法评估中等强度活动和剧烈强度活动的单独效果。

关于孕期锻炼对孕妇健康影响的研究很多，但关于怀孕期间的运动如何影响孩子的研究相对较少。一些研究发现，孕期运动导致胎儿出生体重降低[42-43]，但这种影响很多研究者认为是利于产妇分娩的，不应该视为不利因素[44-46]。子代成长过程中肥胖是否也与其母亲孕期身体活动度有关，研究结论不一致。例如Mourtakos SP[47]对5125名儿童资料进行分析，以及对其母亲进行问卷调查，发现孕期体力活动与8岁儿童肥胖显著相关。而Kong KL[48]对802个母婴数据分析后发现，母亲孕前和孕期的高体力活动与7~10岁子代的肥胖度无关，显示孕前和孕期的体力活动并不能显著减少子代儿童期的肥胖率。Eclarinal JD[49]通过大鼠研究发现，母亲孕期积极的体力活动对后代的体力活动活跃度有积极影响。Wasenius NS[50]研究发现，母亲孕期体重增长与其子代总体力活动（TPA）水平之间有关系，且与子代的性别有关。他发现，妊娠期体重过度增加（GWG）的母亲，后代为男孩时，GWG越大，后代的TPA越低，后代为女孩时，GWG和TPA之间的关系呈倒U形曲线。相比之下，体重增长正常的母亲（孕前体重指数<25 kg/m^2）所生的女孩，WG和TPA之间呈U形。在男孩中，GWG不足的妇女后代的TPA高于GWG充足的妇女，而在女孩中未发现这种显著性差异。因此可以说GWG对子代的TPA发育有影响，且与性别有关。

孕期母亲积极的体力活动对子代心血管功能也有影响，大部分研究者认为是积极的，如Tikanmäki M[51]对芬兰4706名16岁的学生进行了心血管体适能的测试，并调查了他们出生前的基本信息，包括出生体重、母亲妊娠时间、母亲和父亲的BMI、母亲GDM、孕期高血压和吸烟等情况。发现子代出生体重较高和母亲妊娠期较长预示着子代16岁时的体力活动和心血管适能水平较低。孕前母亲或父亲超重或肥胖会降低子女在青春期的身体活动和体适能水平。母亲调理好孕期疾病以及青少年降低自身的体重指数都可以减少母亲超重/肥胖给子代带来的影响。此外，母体GDM预示子代有较低的心血管适能。Onoyama S[52]对373例单胎足月妊娠的脐带血样本的血液分析以及女性怀孕前和怀孕期间的身体活动信息的问卷调查，发现孕前的剧烈运动增加了脐带血中内皮祖细胞的数量，从而可能增强内皮功能，改善后代的心血管适应性。也有研究结论与上述观点不同，如Millard LA[53]调查发现，孕妇在18周孕期内的身体活动与其子代15岁时心血管健康关系不大，认为孕期体力活动不是其子代心血管健康的重要决定因素。

一直以来，围绕母亲孕期运动是否会对子代神经系统发育、智商和学业成绩带来积极影响，都有不同意见，如Clapp等人报告称，母亲在怀孕期间锻炼过的儿童在出生后5天时能够更好地调节自己的状态[54]，1岁时有更好的定向能力[55]，5岁时在智力和语言测试中有更高的分数[56]。Esteban-Cornejo[57]发现母亲在孕前或孕期进行体育锻炼的男孩在学业成绩指标上的得分显著高于母亲在孕前或孕期未进行体育锻炼的男孩。母亲孕前活动而孕期继续活动的男孩在所有学术指标上的得分均高于母亲孕前及孕期体育活动都不活跃的男孩。母亲孕前及孕期体育活动一直活跃的男孩在语言、数学平均分和年级总平均分上比母亲只在孕期体育活动活跃的男孩高。因此认为，孕前和孕期母亲的身体活动可能对其子代青少年时期的学业成绩产生积极影响，而母亲从孕前到整个孕期持续的体育锻炼可能对青少年的学业成绩有更大的好处。Jukic AM[58]调查发现，母亲从事孕期休闲体育活动的儿童，8岁语言测试中，词汇得分较高，说明孕期的体力活动可能对后代的语言智商产生有利影响。Labonte-Lemoyne E[59]实验发现，12名进行≥3次/周，≥20分钟/次，强度55%VOmax运动的干预组孕妇，与常规护理的对照组孕妇相比，新生儿在出生后10天表现出更成熟的大脑反应。不一致的观点有，Hellenes OM[60]实验发现，母亲在怀孕20～36周每周进行3次中等强度的运动，对20个月婴儿的评估发现，对照组和干预组在认知或语言发展方面没有显著性差异。出现结论不一致的原因可能在于研究人群不同，实验设计不同等。影响孩子神经发育的重要因素有家庭环境、家庭收入、父母教育和早期学习刺激等，由于无法将体力活动的独立积极作用与其他通常与此行为相关的行为严格区分开来，因此如何对随机对照试验进行精心设计显得尤为重要。

4　结论

现有证据支持孕期LTPA与以下结果之间的联系：怀孕期间

体重增加、GDM、早产和LGA。没有发现与子痫前期有关的证据，但到目前为止只进行了3次有关这一主题的试验。总之，我们的调查结果支持将促进 LTPA作为改善孕产妇和儿童健康的一项战略。

参考文献

[1]Hopkins SA, Baldi JC, Cutfield WS, et al. Exercise training in pregnancy reduces offspring size without changes in maternal insulin sensitivity[J]. J Clin Endocrinol Metab. 2010,95(5):2080-2088. doi:10.1210/jc.2009-2255.

[2]Streuling I, Beyerlein A, Rosenfeld E, et al. Physical activity and gestational weight gain: a meta-analysis of intervention trials[J]. BJOG. 2011,118(3):278-284. doi:10.1111/j.1471-0528. 2010.02801.x.

[3]Tobias DK, Zhang C, Van Dam RM, et al. Physical activity before and during pregnancy and risk of gestational diabetes mellitus: a meta-analysis[J]. Diabetes Care. 2011,34:223-229.

[4]Sanabria-Martiɪnez G, Garcia-Hermoso A, Poyatos-Leon R,et al. Effects of exercise-based interventions on neonatal outcomes: A meta-analysis of randomized controlled trials[J]. Am J Health Promot. 2015,. doi:10.4278/ajhp.140718-LIT-351 (Epub ahead of print).

[5]Wiebe HW, Boule′ NG, Chari R, et al. The effect of supervised prenatal exercise on fetal growth: a meta-analysis[J]. Obstet Gynecol. 2015,125(5):1185-1194.

[6]Aune D, Saugstad OD, Henriksen T, et al. Physical activity and the risk of pre-eclampsia: a systematic review and metaanalysis[J]. Epidemiology. 2014,25:331-343. doi:10.1097/EDE. 0000000000000036.

[7]Domingues MR, Matijasevich A, Barros AJ. Physical activity and preterm birth: a literature review[J]. Sports Med.2009,39(11):961-975. doi:10. 2165/11317900-00000-0000-00000.

[8]Tomic V, Sporis G, Tomic J, et al. The effect of maternal exercise during pregnancy on abnormal fetal growth[J]. Croat Med J. 2013,54(4):362-368.

[9]Rich-Edwards JW, Fraser A, Lawlor DA, et al. Pregnancy characteristics and women′s future cardiovascular health: an underused opportunity to improve women′s health[J]? EpidemiolRev. 2014,36:57-70. doi:10.1093/epirev/mxt006.

[10]Evenson K, Barakat R, Brown W, et al. Guidelines for physical activity during pregnancy: comparisons from around the world[J].Am J Lifestyle Med. 2014,8(2):102-121.

[11]Evenson K, Wen F. National trends in self-reported physical activity and sedentary behaviors among pregnant women:NHANES 1999-2006[J]. Prev Med. 2010,50(3):123-128. doi:10.1016/j.ypmed.2009.12.015.

[12]Evenson KR, Savitz DA, Huston SL. Leisure-time physical activity among pregnant women in the US[J]. Paediatr Perinat Epidemiol. 2004,18(6):400-407.

[13]Domingues MR, Barros AJ. Leisure-time physical activity during pregnancy in the 2004 Pelotas Birth Cohort Study[J]. RevSaude Publica. 2007,41(2):173-180.

[14]Coll C, Domingues M, Santos I, et al. Changes in leisure-time physical activity from the prepregnancy to the postpartum period: 2004 Pelotas (Brazil) Birth Cohort Study[J]. J Phys Act Health. 2016,13(4):361-365.

[15]Owe KM, Nystad W, Bø K. Association between regular exercise and excessive newborn birth weight[J]. Obstet Gynecol.2009,114(4):770-776. doi:10.1097/ AOG. 0b013e3181b6c105.

[16]Hegaard HK, Petersson K, Hedegaard M, et al. Sports and leisure-time physical activity in pregnancy and birth weight: a population-based study[J]. Scand J Med Sci Sports. 2010,20(1): e96-102. doi:10.1111/j.1600-0838.2009.00918.x.

[17]Evenson KR, Wen F. Prevalence and correlates of objectively measured physical activity and sedentary behavior among US pregnant women[J]. Prev Med. 2011,53(1-2):39-43. doi:10.1016/j. ypmed.2011.04.014.

[18]Yin YN, Li XL, Tao TJ, et al. Physical activity during pregnancy and the risk of gestational diabetes mellitus: a systematic review and meta-analysis of randomized controlled trials[J]. Br J Sports Med. 2014,48(4):290-295.

[19]Meher S, Duley I. Exercise or other physical activity for preventing preeclampsia and its complications[J]. Cochrane Database Syst Rev. 2006,2:CD005942.

[20]Leet T, Flick L. Effect of exercise on birthweight[J]. Clin Obstet Gynecol. 2003,46:423-431.

[21]IOM (Institute of Medicine) and NRC (National Research Council). Weight gain during pregnancy: reexamining the guidelines[J]. Washington, DC: The National Academies, 2009.

[22]American Diabetes Association (ADA). Diagnosis and classifi-cation of diabetes mellitus (position statement[J]. Diabetes Care.2009,32(1):62-67. doi:10. 2337/ dc09-S062.

[23]World Health Organization. Recommendations for Prevention and treatment of pre-eclampsia and eclampsia. Geneva: WHO. 2011. http:// www.who.int/ reproduc- tivehealth/ publications/ maternal_perinatal_ health/9789241548335/en/[J]. Accessed 31 Sept 2015.

[24]United Nations Children's Fund and World Health Organization.Low birthweight: country, regional and global estimates[J]. NewYork: UNICEF, 2004.

[25]World Health Organization. Born too soon: the global action report on preterm birth[J]. Geneva: WHO, 2012.

[26]Carlo WA. The high-risk infant. In: Kliegman RM, Stanton BF,St. Geme JW, et al., editors. Nelson textbook of pediatrics. 20thed[J]. Philadelphia: Elsevier Saunders, 2015.

[27]Jadad AR, Moore RA, Carroll D, et al. Assessing the quality of reports of randomized clinical trials: is blinding necessary[J]?Control Clin Trials. 1996, 17(1):1-12.

[28]Barakat R, Pelaez M, Lopez C, et al. Exercise during pregnancy and gestational diabetes-related adverse effects: a randomised controlled trial[J]. Br J Sports Med. 2013,47(10):630-636. doi:10.1136/bjsports-2012-091788.

[29]Ceysens G, Rouiller D, Boulvain M. Exercise for diabetic pregnant women[J]. Cochrane Database Syst Rev. 2006,3:CD004225.

[30]Choi J, Fukuoka Y, Lee JH. The effects of physical activity and physical activity plus diet interventions on body weight in overweight or obese women who are pregnant or in postpartum: a systematic review and meta-analysis of randomized controlled trials[J]. Prev Med. 2013,56(6):351-64. doi:10.1016/ j.ypmed.2013.02.021.

[31]Kramer MS, McDonald SW. Aerobic exercise for women during pregnancy[J]. Cochrane Database Syst Rev. 2006,3:CD000180.

[32]Lokey EA, Tran ZV, Wells CL, et al. Effects of physical exercise on pregnancy outcomes: a meta-analytic review[J]. Med Sci Sports Exerc. 1991,23(11):1234-1239.

[33]Fleten C, Stigum H, Magnus P, et al. Exercise during pregnancy,maternal prepregnancy body mass index, and birth weight[J].Obstet Gynecol. 2010,115(2 Pt 1):331-7. doi:10.1097/AOG. 0b013e3181ca4414.

[34]Pivarnik JM, Chambliss HO, Clapp JF, et al. Impact of physical activity during pregnancy and postpartum on chronic disease risk[J]. Med Sci Sports Exerc. 2006,38(5):989-1006.

[35]Goldenberg RL, Culhane JF, Iams JD, et al. Epidemiology and causes of preterm birth[J]. Lancet. 2008,371(9606):75-84. doi:10.1016/S0140-6736(08)60074-4.

[36]Hatch MC, Shu XO, McLean DE, et al. Maternal exercise during pregnancy, physical fifitness, and fetal growth[J]. Am J Epidemiol. 1993,137(10):1105-1114.

[37]Evenson KR, Siega-Riz AM, Savitz DA, et al. Vigorous leisure activity and pregnancy outcome[J]. Epidemiology. 2002,13(6):653-659.

[38]Misra DP, Strobino DM, Stashinko EE, et al. Effects of physical activity on preterm birth[J]. Am J Epidemiol. 1998,147(7):628-635.

[39]Field T. Prenatal exercise research[J]. Infant Behav Dev. 2012,35(3):397-407. doi:10.1016 / j.infbeh.2011.10.001.

[40]Domingues MR, Barros AJ, Matijasevich A. Leisure time physical activity during pregnancy and preterm birth in Brazil[J].Int J Gynaecol Obstet. 2008,103:9-15.

[41]Di Fabio DR, Blomme CK, Smith KM, et al. Adherence to physical activity guidelines in mid-pregnancy does not reduce sedentary time: an observational study[J]. Int J Behav Nutr Phys Act. 2015,24(12):27. doi:10.1186/s12966-015-0191-7.

[42]Bell RJ, Palma SM, Lumley JM. The effect of vigorous exercise during pregnancy on birth-weight[J]. Aust N Z J Obstet Gynaecol 1995,35(1): 46-51.

[43]Rodríguez-Blanque R, Sánchez-García JC,Sánchez-López AM,et al. Influence of physical exercise during pregnancy on newborn weight: a randomized clinical trial[J].Nutr Hosp. 2017,34(4):834-840.

[44]Hui AL, Back L, Ludwig S,et al. Effects of lifestyle intervention on dietary intake, physical activity level, and gestational weight gain in pregnant women with different pre-pregnancy Body Mass Index in a randomized control trial[J].BMC Pregnancy Childbirth, 2014,24(14):331.

[45]Kardel KR, Johansen B,Voldner N,et al.Association between aerobic fitness in late pregnancy and duration of labor in nulliparous women[J].Acta Obstet Gynecol Scand. 2009, 88(8): 948-952.

[46]Pastorino S, Bishop T, Crozier SR,et al. Associations between maternal physical activity in early and late pregnancy and offspring birth size: remote federated individual level meta-analysis from eight cohort studies[J].BJOG. 2019,126(4):459-470.

[47]Mourtakos SP, Tambalis KD,Panagiotakos DB,et al. Maternal lifestyle characteristics during pregnancy, and the risk of obesity in the offspring: a study of 5,125 children[J].BMC Pregnancy Childbirth,2015,3(15):66.

[48]Kong KL, Gillman MW, Rifas-Shiman SL,et al. Leisure time physical activity before and during mid-pregnancy and offspring adiposity in mid-childhood [J].Pediatr Obes, 2016, 11(2): 81-87.

[49]Eclarinal JD, Zhu S,Baker MS,et al. Maternal exercise during pregnancy promotes physical activity in adult offspring[J].FASEB J,2016,30(7):2541-2548.

[50]Wasenius NS, Grattan KP,Harvey ALJ.et al. Maternal gestational weight gain and objectively measured physical activityamong offspring[J].PLoS One,2017,12(6): e0180249.

[51]Tikanmäki M, Tammelin T, Vääräsmäki M,et al. Prenatal determinants of physical activity and cardiorespiratory fitness in adolescence—Northern Finland Birth Cohort 1986 study[J].BMC Public Health. 2017,17(1):346.

[52]Onoyama S, Qiu L, Low HP,et al. Prenatal Maternal Physical Activity and Stem Cells in Umbilical Cord Blood[J].Med Sci Sports Exerc,2016,48(1):82-89.

[53]Millard LA, Lawlor DA, Fraser A,et al. Physical activity during pregnancy and offspring cardiovascular risk factors: findings from a prospective cohort study[J].BMJ Open, 2013,3(9): e003574.

[54]Clapp JF 3rd, Lopez B,Harcar-Sevcik R. Neonatal behavioral profile of the off-spring of women who continued to exercise regularly throughout pregnancy[J].Am J Obstet Gynecol,1999,180(1):91-94.

[55]Clapp JF 3rd,Simonian S,Lopez B,et al. The one-year morphometric and neurodevelopmental outcome of the offspring of women who continued to exercise regularly throughout pregnancy[J] . Am J Obstet Gynecol.1998, 178(3): 594-599.

[56]Clapp JF 3rd. Morphometric and neurodevelopmental outcome at age five years of the offspring of women who continued to exercise regularly throughout pregnancy[J].J Pediatr.1996, 129(6):856-863.

[57]Esteban-Cornejo I, Martinez-Gomez D,Tejero-González CM，et al. Maternal physical activity before and during the prenatal period and the offspring's academic performance in youth. The UP&DOWN study[J].J Matern Fetal Neonatal Med，2016,29(9):1414-1420.

[58]Jukic AM, Lawlor DA. Physical activity during pregnancy and language development in the offspring[J].Paediatr Perinat Epidemiol. 2013,27(3):283-293.

[59]Labonte-Lemoyne E, Curnier D, Ellemberg D. Exercise during pregnancy enhances cerebral maturation in the newborn: a randomized controlled trial[J]. J Clin Exp Neuropsychol，2017,39(4):347-354.

[60]Hellenes OM, Vik T, Løhaugen GC,et al. Regular moderate exercise during pregnancy does not have an adverse effect on the neurodevelopment of the child[J]. Actapaediatr 2015, 104(3):285-291.

第六章

孕期体育活动与围产期结局及产妇健康

  在妊娠期间中等强度的身体锻炼被认为对母亲和后代来说即便不是有益的，也是安全的[1-3]。但目前，不到20%的健康孕妇在中期妊娠中达到最低运动建议，即至少30分钟/天的中度到剧烈活动[4]，其中步行是孕妇最常用的锻炼方式[5]。据报道孕妇不进行体育锻炼的一个主要原因是缺乏相关的知识和信息[6]。

  一些国家/国际准建议孕妇定期开展体力活动，特别是在没有产科或医疗禁忌证的情况下，有氧活动可作为健康生活方式的一部分。澳大利亚、加拿大、丹麦、挪威、英国等国的孕期体力活动指导方针中，锻炼方式包括肌肉力量或"阻力"（通常以举重的形式）锻炼[7-8]。在这方面，一些研究证明了怀孕期间进行抗阻运动对母亲或后代的安全性和益处[9-10]，还有一些随机对照试验（RCT）也证明，孕期进行有氧和抗阻相结合运动对母体和胎儿会带来益处[11-16]。然而，有氧运动、抗阻运动、有氧运动加抗阻运动以及协同运动具体对母婴有何益处仍有待确定。

本文将对前人的研究进行总结归纳，确定每一种有氧、抗阻或联合（有氧抗阻）运动方式的好处，旨在为产妇保健提供健康运动咨询。

1 运动与母体健康

1.1 有氧运动与母体健康

对15例RCTs进行分析。5项高质量的研究评估了有氧运动对孕妇妊娠期体重增加的影响[17-21]。Renault等人[21]发现，肥胖妇女在运动不节食或者运动与饮食相结合的情况下，妊娠体重增加都有所控制。但关于运动对孕妇孕期体重控制的证据仍然不是很充分[19-20;22-31]。

1.2 抗阻训练与母体健康

对4个RCTs进行分析。关于抗阻运动干预措施对产妇健康的潜在益处的证据仍然不足[32-35]。

1.3 有氧加抗阻运动与母体健康

对30个RCTs进行分析。需要更多的RCTs提供有利的证据，证明有氧和抗阻运动对母体心肺功能有益，在分析的4个[14,16,36-37]试验中有3个[14,16,37]RCTs提供了这方面的证据，这些试验是对孕妇进行持续12～24周[14][16]运动干预的重要结果。Price等人[14]发现产后6周产妇肌力有所改善，持续时间长达6周。还有强有力的证据表明联合运动干预对预防尿失禁有好处，在4项[37-40]研究中有3项[38-40]研究报告了这种积极的效果。值得注意的是，上述RCTs还包括特定的盆底肌肉训练。

12个高质量的RCT对妊娠体重增加有积极的影响[11-13,15,41-46]，即受过训练的妇女的妊娠体重增加低于妊娠末期的对照组[11,12,15,38,42,47]。在另一项研究中，前者体重增加的可能性更高[13,15,41-47]。然而，这仍然不足以确保有足够的证据证明锻炼对妊娠期体重的增加有好处，因为6个高质量的RCTs没有发现显著的效果[14,48-52]。关于联合运动对妊娠期糖尿病的影响，一些RCTs[13,15,48,52]报告了一些未得到其他人[11,12,14,16,38,41,43,47,51,53]证实的积极影响，

与对照组相比，3项试验显示，接受训练的妇女的剖宫产率较低[11,12,14]，但大多数RCTs均未发现显著影响[13,15,16,38,41,44-45,47-49,52,54]。因此，关于运动对分娩方式影响的证据仍然不充分。在评估联合锻炼对分娩时间影响的4项研究[14-15,44,51]中，只有一项研究[44]认为运动对分娩有显著的积极效应，即可缩短第一产程。

Morkved[55]和Kordi等人[56]发现联合运动后孕妇腰骶部疼痛减轻，但未得到其他研究者的证实[38,57-59]。尽管有一些发现很有趣，例如联合训练后，孕妇因骨盆疼痛而导致的病假减少了，但这也为研究提供了一定的证据。在检查合并运动对母体血压

影响的RCTs中[11,14-16,38,41-42,46,48-50,52]，仅Ruiz等人[15]发现，每周3次，持续30周的联合运动干预显著降低了孕期高血压的风险。

1.4　运动咨询

对8例RCT进行了分析。6个[60-65]中有4个[60,63-65]RCTs（占总数的67%，即低于75%的有力证据）显示，锻炼咨询对妊娠期体重增加有好处。7项研究评估了这类干预措施对妊娠期糖尿病的影响，没有发现明显的益处[60-64,66-67]。

2　运动与围产期结局

共有39个RCTs评估了干预措施对围产期结局的影响，包括有氧（n=8）、阻力（n=5）或联合（有氧阻力）运动训练（n=21）以及运动咨询（n=5）。

2.1　有氧训练与围产期结局

对8例RCTs进行了分析。3个RCTs[18-19,29]，其中2个研究[18-19]显示胎儿出生体重下降。例如，Godshi等人[18]发现对孕妇进行每周3次，每次15分钟，持续12～18周的有氧干预后，其胎儿出生体重与未经训练的孕妇胎儿相比较低。相似地，Hopkins等人[19]发现，孕妇进行每周5次，每次40分钟，持续20周的骑自行车训练后，胎儿出生体重和体重指数都有所下降，但其他研究认为对胎儿出生体重没有影响[17,21-22,24,31]。因此，尽管有一些积极的影响，但关于有氧运动对胎儿出生体重影响的证据仍然很弱。

2.2　抗阻训练与围产期结局

对5个RCTs进行了分析。关于抗阻运动干预对出生体重或其他围产期结局的潜在益处的证据仍然不足[32-35,68]。

2.3　有氧和抗阻联合运动与围产期结局

对21个RCTs进行了分析。最近有一些关于出生体重的有趣数据。Barakat等人[12]在一项研究中，对210名孕妇进行每周3次的有氧锻炼和手臂抗阻锻炼，从妊娠10～12周持续到38～39周，发现新生巨大儿的发生风险降低了58%。Ruiz等人[15]在一项更有力的研究（ $n=481/ARM$ ）中也发现，联合运动干预后，新生儿患巨大儿的风险显著降低。最后，Hui等人[47]证实运动结合饮食对出生体重有积极的影响。然而，由于大多数评价有氧运动和抗阻运动对出生体重影响的RCTs没有发现显著的影响[11,13-14,16,38,41,43-46,48-50,52-54,69-70]，证据水平仍然很低。

2.4　运动咨询与围产期结局

对5例RCTs进行了分析，其中1例对出生体重有积极影响[63]，研究表明，每周步行5～7次可降低正常体重孕妇生育巨大儿的风险。然而，大多数RCTs没有发现明显的益处[61-62,64,67]，因此，关于这类干预对出生体重的潜在益处的证据水平仍然很低。

3 讨论

一些RCTs证明了孕妇在孕期进行的锻炼对孕妇/后代健康结果的好处。但需要注意一些限制因素，例如几项研究的样本规模偏小，以及后续研究缺乏。研究的频率、强度、持续时间或运动时间的差异以及在一些试验中对训练的低依从性等因素使得难以得出统一的结论。然而，值得注意的是，没有任何研究认为运动对母亲或胎儿有任何的不良影响。总的来说，运动干预的效果似乎更有利于母亲的健康，特别是有氧运动和抵抗运动相结合的运动方式比任何单一运动方式更有利。事实上，强有力的证据表明联合运动对母体心肺健康更有利。这是一个相关的发现，因为心肺适应度是所有人群的一个重要健康指标[71]，并且在怀孕期间逐渐下降。Ramírez-Vélez等人[37]发现，受过训练的孕妇，孕期摄氧量峰值增加，这可能对胎儿的发育带来有益的影响[72-73]。此外，有充分的证据表明，包括特定盆底肌肉训练在内的联合运动干预可以预防尿失禁，而尿失禁被认为严重影响产妇的生活质量[74]。

另一方面，尽管证据仍然不充分，但有氧和联合运动干预都可能对控制孕妇妊娠体重的增加产生积极的影响。这是一个重要的考虑因素，因为过多的妊娠期体重增加与产后体重保持增加有关，这反过来又增加了产妇后半生患心血管疾病等慢性疾病的风险[75]。妊娠期体重过高也会增加其他产科并发症的风险，例如妊娠期糖尿病或高血压[75]，这些疾病被认为是怀孕期间、分娩期间和产后心血管疾病的风险因素[76-77]。关于联合干预（有氧和阻力运动）对妊娠期糖尿病、剖宫产风险的潜在影响的证据水平仍然很低，高血压或下腰痛，以及分娩的持续时间，所有这些都对母亲甚至后代的健康有重要的影响。值得注意的是，妊娠期糖尿病与后代和母亲的短期/长期发病率有关，包括巨大儿，将来患糖尿病和心血管疾病的风险更高[78-79]，因此，需要在这一领域进行更多的研究。

关于分娩类型，众所周知，剖宫产会增加母婴并发症的风险，如新生儿呼吸困难、新生儿吸吮反射差、感染、母体过度失血、产妇呼吸道并发症、麻醉反应和长期住院[80]。身体素质差的妇女分娩时间过长会增加心血管紧张，从而增加分娩期间心血管疾病的风险[81]。最后，减少腰痛的风险可能会对产妇的生活质量产生重大影响[82]。

在后代中，有微弱的证据表明锻炼干预措施（包括有氧运动、联合锻炼、运动咨询）对出生体重的潜在益处，尽管如此，实际上，受过训练的母亲的胎儿更有可能有正常的出生体重（即在2500~4000克范围内），从而降低巨大儿的风险（≥4000克）[12,15,29]。考虑到与巨大儿相关的负面结果，这是一个重要的考虑因素，如产后出血、剖宫产、肩难产、分娩创伤或子代以后患肥胖症和糖尿病的风险[83-84]。

总之，现有的证据表明，最有利的运动干预类型，至少从产妇健康结果来看，联合（有氧+阻力）运动较为有效[35]。值得注意的是，有强有力的证据支持这种干预措施对关键的健康结果产生积极影响，如心肺健康以及尿失禁。还需要更多的研究来证实这样的证据也存在于孕妇孕期体重增加、剖宫产、高血压、下腰痛以及分娩的风险上，需要更多的研究来了解运动干预对子代出生体重的潜在好处。

4 结论与建议

这项研究发现，需要更高质量的RCTs，以加强支持锻炼干预对孕产妇妊娠结局益处的证据水平，而不仅仅是改善心肺适能、尿失禁，尤其要加强对胎儿的结局如出生体重的影响证明。

应鼓励孕妇进行联合（有氧阻力）运动，以改善重要的健康结果，如心肺健康。

关于孕期运动处方，ACSM给出的指南建议是目前国际上认可度最高的。我国学者基本也以此推荐指南作为研究的依据。此处方指南是根据成年人群的运动处方结合孕妇的生理特点向孕妇推荐的。处方最理想的实施时间为妊娠3个月之后，即从孕中期开始，孕早期一般孕妇不适反应较强，风险较大，一般进行适宜强度的日常体力活动或适宜幅度的拉伸、抗阻练习即可。建议处方在实施过程中要根据孕妇具体的运动能力和健康状况以及禁忌证等进行监测和调节。

ACSM指南指出[86]，孕妇可进行有氧、抗阻和柔韧性练习。大量研究证实，其中两种或三种运动方式的组合练习不会引起不良的妊娠结局，甚至比单一运动形式使身体获益更大。如Barakat R等[86]对孕期女性进行每周3天（55～60分钟/次）的训练，从妊娠9～11周至38～39周，共85次训练，包括有氧、抗阻和盆底肌肉运动以及柔韧性训练，发现不会产生不良的妊娠结局。Erin White等[5]研究发现，每周3天、每次30分钟的有氧运动和≥1次/周，≥5分钟/次的抗阻训练相结合的运动方式，不会增加妊娠期并发症的风险，且比单纯的有氧运动带来更大的益处。

ACSM[87]指出，没有运动禁忌证或不适的孕妇，可以≥3～5天/周的频率进行中等甚至较大强度的有氧运动，运动时间要求每天累计30分钟，每周累计150分钟中等强度或者累计75分钟的较大强度的有氧运动。抗阻运动每周2～3天，强度以重复8～10次或12～15次为宜，运动到中度疲劳，初学者完成一组，之后完成2～3组。柔韧性练习≥2～3天/周，每天进行更有效，以拉伸至感觉到拉紧或轻微的不适为度，每个动作保持10～30秒，每组肌肉肌腱可选择交替进行静力性和动力性拉伸。

参考文献

[1]Artal R, O'Toole M. Guidelines of the American College of Obstetricians and Gynecologists for exercise during pregnancy and the postpartum period[J]. Br J Sports Med.2003,37(1):6-12.

[2]Price BB, Amini SB, Kappeler K. Exercise in pregnancy: effect on fitness and obstetric outcomes—a randomized trial[J]. Med Sci SportsExerc.2012,44(12):2263-2269.

[3]Dekker Nitert M, Barrett HL, Denny KJ, McIntyre HD, Callaway LK. group B. Exercise in pregnancy does not alter gestational weight gain, MCP-1 or leptin in obese women[J]. Aust N Z J Obstet Gynaecol.2015,55(1):27-33.

[4]Pivarnik J, Chambliss H, Clapp J, et al. Impact of physical activity during pregnancy and postpartum on chronic disease risk[J]. Med Sci SportsExerc.2006, 38(5): 989-1006.

[5]Vinter CA, Jensen DM, Ovesen P, Beck-Nielsen H, Jorgensen JS. The LiP (lifestyle in pregnancy) study: a randomized controlled trial of lifestyle intervention in 360 obese pregnant women[J]. Diabetes Care.2011,34(12):2502-2507.

[6]Murtezani A, Pacarada M, Ibraimi Z, Nevzati A, Abazi N. The impact of exercise during pregnancy on neonatal outcomes: a randomized controlled trial[J]. J Sports Med Phys Fitness.2014,54(6):802-808.

[7]Ghodsi Z, Asltoghiri M. Effects of aerobic exercise training on maternal and neonatal outcome: a randomized controlled trial on pregnant women in Iran[J]. J Pak Med Assoc.2014,64(9):1053-1056.

[8]Barakat R, Ruiz JR, Lucia A. Exercise during pregnancy and risk of maternal anaemia: a randomised controlled trial[J]. Br J Sports Med.2009,43(12):954-956.

[9]Rutkowska E, Lepecka-Klusek C.The role of physical activity in preparing women for pregnancy and delivery in Poland[J]. Health Care Women Int.2002,23(8): 919-923.

[10]Barakat R, Cordero Y, Coteron J, Luaces M, Montejo R. Exercise during pregnancy improves maternal glucose screen at 24-28 weeks: a randomised controlled trial[J]. Br J Sports Med.2012,46(9):656-661.

[11]Barakat R, Lucia A, Ruiz JR. Resistance exercise training during pregnancy and newborn's birth size: a randomised controlled trial[J]. Int J Obes (Lond).2009,33(9)1048-1057.

[12]Barakat R, Pelaez M, Lopez C, Lucia A, Ruiz JR. Exercise during pregnancy and gestational diabetes-related adverse effects: a randomised controlled trial[J]. Br J Sports Med.2013,47(10):630-636.

[13]Kordi R, Abolhasani M, Rostami M, Hantoushzadeh S, Mansournia MA, VasheghaniFarahani F. Comparison between the effect of lumbopelvic belt and home based pelvic stabilizing exercise on pregnant women with pelvic girdle pain; a randomized controlled trial[J]. J Back Musculoskelet Rehabil.2013,26(2):133-139.

[14]Ronnberg AK, Ostlund I, Fadl H, Gottvall T,Nilsson K. Intervention during pregnancy to reduce excessive gestational weight gain-a randomised controlled trial[J]. BJOG.2015,122(4):537-544.

[15]Haakstad LA, Bo K. Exercise in pregnant women and birth weight: a randomized controlled trial[J]. BMC Pregnancy Childbirth.2011,11:66.

[16]Ramirez-Velez R, Aguilar AC, Mosquera M, Garcia RG, Reyes LM,Lopez-Jaramillo P. Clinical trial to assess the effect of physical exercise on endothelial function and insulin resistance in pregnant women[J]. Trials.2009,10:104.

[17]Yeo S, Davidge S, Ronis DL, Antonakos CL, Hayashi R, O' Leary S. A comparison of walking versus stretching exercises to reduce the incidence of preeclampsia: a randomized clinical trial[J]. Hypertens Pregnancy.2008,27(2):113-130.

[18]Hopkins SA, Baldi JC, CutfifieldWS, McCowan L, Hofman PL. Effects of exercise training on maternal hormonal changes in pregnancy[J]. Clin Endocrinol (Oxf). 2011,74(4):495-500.

[19]Marquez-Sterling S, Perry AC, Kaplan TA, Halberstein RA, Signorile JF. Physical and psychological changes with vigorous exercise in sedentary primigr-vidae[J]. Med Sci Sports Exerc.2000,32(1):58-62.

[20]Barakat R, Ruiz JR, Stirling JR, Zakynthinaki M, Lucia A. Type of delivery is not affected by light resistance and toning exercise training during pregnancy: a randomized controlled trial[J]. Am J Obstet Gynecol.2009,201(6):590 [e1-6].

[21]Callaway LK, Colditz PB, Byrne NM, et al. Prevention of gestational diabetes: feasibility issues for an exercise intervention in obese pregnant women[J]. Diabetes Care.2010,33(7):1457-1459.

[22]Amezcua-Prieto C, Olmedo-Requena R, Jimenez-Mejias E, et al. Changes in leisure time physical activity during pregnancy compared to the prior year[J]. Matern Child Health J.2013,17(4):632-638.

[23]Pelaez M, Gonzalez-Cerron S, Montejo R, Barakat R. Pelvic floor muscle training included in a pregnancy exercise program is effective in primary prevention of urinary incontinence: a randomized controlled trial[J]. NeurourolUrodyn.2014, 33(1):67-71.

[24]Hui A, Back L, Ludwig S, et al. Lifestyle intervention on diet and exercise

reduced excessive gestational weight gain in pregnant women under a randomised controlled trial[J]. BJOG.2012,119(1):70-77.

[25]Perales M, Calabria I, Lopez C, Franco E, Coteron J, Barakat R. Regular exercise throughout pregnancy is associated with a shorter first stage of labor[J]. Am J Health Promot.2015,3(32):459-487.

[26]Nascimento SL, Surita FG, Parpinelli MA, Siani S. Pinto e Silva JL. The effect of an antenatal physical exercise programme on maternal/perinatal outcomes and quality of life in overweight and obese pregnant women: a randomised clinical trial[J]. BJOG.2011,118(12):1455-1463.

[27]Asbee SM, Jenkins TR, Butler JR, White J, Elliot M, Rutledge A. Preventing excessive weight gain during pregnancy through dietary and lifestyle counseling: a randomized controlled trial[J]. Obstet Gynecol.2009,113(2 Pt 1):305-312.

[28]Nobles C, Marcus BH, Stanek 3rd EJ, et al. Effect of an exercise intervention on gestational diabetes mellitus: a randomized controlled trial. Obstet Gynecol[J].2015, 125(5): 1195-1204.

[29]Blanchette H. The rising cesarean delivery rate in America: what are the conse quences[J]? Obstet Gynecol.2011,118(3):687-690.

[30]Gutke A, Ostgaard HC, Oberg B. Pelvic girdle pain and lumbar pain in pregnancy: a cohort study of the consequences in terms of health and functioning[J]. Spine (Phila Pa 1976).2006,31(5):E149-155.

[31]Zhang X, Decker A, Platt RW, Kramer MS. How big is too big? The perinatal consequences of fetal macrosomia[J]. Am J Obstet Gynecol.2008,198(5):517 [e1-6].

[32]Evenson KR, Barakat R, Brown WJ, et al. Guidelines for physical activity during pregnancy: comparisons from around the world[J]. Am J Lifestyle Med.2014,8(2): 102-121.

[33]Available from: http://www.juntadeandalucia.es/salud/servicios/contenidos/ andaluciaessalud/docs/130/Guia_Recomendaciones_AF.pdf.

[34]Hopkins SA, Baldi JC, Cutfifield WS, McCowan L, Hofman PL. Exercise training in pregnancy reduces offspring size without changes in maternal insulin sensitivity. J Clin Endocrinol Metab[J].2010,95(5):2080-2088.

[35]Stafne SN, Salvesen KA, Romundstad PR, Stuge B, Morkved S. Does regular exercise during pregnancy influence lumbopelvic pain? A randomized controlled trial[J]. Acta Obstet Gynecol Scand.2012,91(5):552-529.

[36]Robledo-Colonia AF, Sandoval-Restrepo N, Mosquera-Valderrama YF, EscobarHurtado C, Ramirez-Velez R. Aerobic exercise training during pregnancy reduces depressive symptoms in nulliparous women: a randomised trial[J]. J Physiother . 2012, 58(1):9-15.

[37]Polley BA, Wing RR, Sims CJ. Randomized controlled trial to prevent excessive weight gain in pregnant women[J]. Int J Obes Relat Metab Disord.2002,26(11): 1494-1502.

[38]O'Connor PJ, Poudevigne MS, Cress ME, Motl RW, Clapp 3rd JF. Safety and efficacy of supervised strength training adopted in pregnancy[J]. J Phys Act Health 2011,8(3): 309-320.

[39]Oostdam N, Bosmans J, Wouters MG, Eekhoff EM, van Mechelen W, van Poppel MN. Cost-effectiveness of an exercise program during pregnancy to prevent gestational diabetes: results of an economic evaluation alongside a randomised controlled trial[J]. BMC Pregnancy Childbirth.2012,12:64.

[40]Sullivan SD, Umans JG, Ratner R. Gestational diabetes: implications for cardiovascular health[J]. Curr Diab Rep.2012;12(1):43-52.

[41]Cordero Y, Mottola MF, Vargas J, Blanco M, Barakat R. Exercise is associated with a reduction in gestational diabetes mellitus[J]. Med Sci Sports Exerc.2015,47(7): 1328-1333.

[42]Montoya Arizabaleta AV, Orozco Buitrago L. Aguilar de Plata AC, Mosquera Escudero M, Ramirez-Velez R. Aerobic exercise during pregnancy improves health-related quality of life: a randomised trial[J]. J Physiother.2010,56(4):253-258.

[43]Petrov Fieril K, Glantz A, Fagevik Olsen M. The efficacy of moderate-to-vigorous resistance exercise during pregnancy: a randomized controlled trial[J]. Acta Obstet Gynecol Scand.2015,94(1):35-42.

[44]Oostdam N, van Poppel MN, Wouters MG, et al. No effect of the FitFor2 exercise proramme on blood glucose, insulin sensitivity, and birthweight in pregnant women who were overweight and at risk for gestational diabetes: results of a randomised controlled trial[J]. BJOG.2012,119(9):1098-1107.

[45]Morkved S, Salvesen KA, Schei B, Lydersen S, Bo K. Does group training during pregnancy prevent lumbopelvic pain? A randomized clinical trial[J]. Acta Obstet Gynecol Scand.2007,86(3):276-282.

[46]Sohnchen N, Melzer K, Tejada BM, et al. Maternal heart rate changes during labour[J]. Eur J Obstet Gynecol Reprod Biol.2011,158(2):173-178.

[47]Garshasbi A, Faghih Zadeh S. The effect of exercise on the intensity of low back pain in pregnant women[J]. Int J Gynaecol Obstet.2005,88(3):271-275.

[48]Barakat R, Pelaez M, Lopez C, Montejo R, Coteron J. Exercise during pregnancy reduces the rate of cesarean and instrumental deliveries: results of a randomized controlled trial[J]. J Matern Fetal Neonatal Med.2012,25(11):2372-2376.

[49]Barakat R, Perales M, Bacchi M, Coteron J, Refoyo I. A program of exercise throughout pregnancy. Is it safe to mother and newborn[J]? Am J Health

Promot. 2014,29(1):2-8.

[50]Haakstad LA, Bo K. Effect of a regular exercise programme on pelvic girdle and low back pain in previously inactive pregnant women: a randomized controlled trial[J]. J Rehabil Med. 2015,47(3):229-234.

[51]Kodama S, Saito K, Tanaka S, et al. Cardiorespiratory fitness as a quantitative predictor of all-cause mortality and cardiovascular events in healthy men and women: a meta-analysis[J]. JAMA. 2009,301(19):2024-2035.

[52]Schannwell CM, Schneppenheim M, Perings SM, Zimmermann T, Plehn G, Strauer BE. Alterations of left ventricular function in women with insulin-dependent diabetes mellitus during pregnancy[J]. Diabetologia. 2003,46(2):267-275.

[53]Salvesen KA, Stafne SN, Eggebo TM, Morkved S. Does regular exercise in pregnancy influence duration of labor? A secondary analysis of a randomized controlled trial[J]. Acta Obstet Gynecol Scand. 2014,93(1):73-79.

[54]Stafne SN, Salvesen KA, Romundstad PR, Eggebo TM, Carlsen SM, Morkved S. Regular exercise during pregnancy to prevent gestational diabetes: a randomized controlled trial[J]. Obstet Gynecol.2012,119(1):29-36.

[55]Perales M, Refoyo I, Coteron J, Bacchi M, Barakat R. Exercise during pregnancy attenuates prenatal depression: a randomized controlled trial[J]. Eval Health Prof.2015, 38(1):59-72.

[56]Haakstad LA, Bo K. Effect of regular exercise on prevention of excessive weight gain in pregnancy: a randomised controlled trial[J]. Eur J Contracept Reprod Health Care. 2011,16(2):116-125.

[57]Cavalcante SR, Cecatti JG, Pereira RI, Baciuk EP, Bernardo AL, Silveira C. Water aerobics II : maternal body composition and perinatal outcomes after a program for low risk pregnant women[J]. Reprod Health.2009,6:1.

[58]Ramirez-Velez R. Aerobic exercise training during pregnancy increases antioxidant status in nulliparous women: secondary analysis of a controlled clinical trial[J]. Endocrinol Nutr.2013,60(5):279-281.

[59]Kaaja R, Ronnemaa T. Gestational diabetes: pathogenesis and consequences to mother and offspring[J]. Rev Diabet Stud .2008 Winter,5(4):194-202.

[60]Barakat R, Perales M, Garatachea N, Ruiz JR, Lucia A. Exercise during pregnancy. A narrative review asking: what do we know[J]? Br J Sports Med. 2015,7(76):231-245.

[61]Renault KM, Norgaard K, Nilas L, et al. The Treatment of Obese Pregnant Women (TOP) study: a randomized controlled trial of the effect of physical activity intervention assessed by pedometer with or without dietary intervention in obese pregnant women[J]. Am J Obstet Gynecol.2014, 210(2): 134 [e1-9].

[62]Stafne SN, Salvesen KA, Romundstad PR, Torjusen IH, Morkved S. Does regular exercise including pelvic floor muscle training prevent urinary and anal incontinence during pregnancy? A randomised controlled trial[J]. BJOG. 2012, 119(10): 1270-1280.

[63]Eggen MH, Stuge B, Mowinckel P, Jensen KS, Hagen KB. Can supervised group exercises including ergonomic advice reduce the prevalence and severity of low back pain and pelvic girdle pain in pregnancy? A randomized controlled trial[J]. Phys Ther. 2012,92(6):781-790.

[64]Kong KL, Campbell CG, Foster RC, Peterson AD, Lanningham-Foster L. A pilot walking program promotes moderate-intensity physical activity during pregnancy[J]. Med Sci Sports Exerc .2014,46(3):462-471.

[65]Barakat R, Stirling JR, Lucia A. Does exercise training during pregnancy affect gestational age? A randomised controlled trial[J]. Br J Sports Med.2008,42(8):674-678.

[66]Yeo S. Adherence to walking or stretching, and risk of preeclampsia in sedentary pregnant women[J]. Res Nurs Health .2009,32(4):379-390.

[67]Pinzon DC, Zamora K, Martinez JH, et al. Type of delivery and gestational age is not affected by pregnant Latin-American women engaging in vigorous exercise: a secondary analysis of data from a controlled randomized trial[J]. Rev Salud Publica (Bogota) 2012,14(5):731-743.

[68]Mottola MF, Campbell MK. Activity patterns during pregnancy[J]. Can J Appl Physiol.2003,28(4):642-653.

[69]Tomic V, Sporis G, Tomic J, Milanovic Z, Zigmundovac-Klaic D, Pantelic S. The effect of maternal exercise during pregnancy on abnormal fetal growth[J]. Croat Med J. 2013,54(4):362-368.

[70]Hui AL, Back L, Ludwig S, et al. Effects of lifestyle intervention on dietary intake, physical activity level, and gestational weight gain in pregnant women with different pre-pregnancy body mass index in a randomized control trial[J]. BMC Pregnancy Childbirth.2014,14:331.

[71]Barakat R, Pelaez M, Montejo R, Luaces M, Zakynthinaki M. Exercise during pregnancy improves maternal health perception: a randomized controlled trial[J]. Am J Obstet Gynecol .2011,204(5):402 [e1-7].

[72]Kolu P, Raitanen J, Luoto R. Physical activity and health-related quality of life during pregnancy: a secondary analysis of a cluster-randomised trial[J]. Matern Child Health J.2014,18(9):2098-2105.

[73]Phelan S, Phipps MG, Abrams B, Darroch F, Schaffner A, Wing RR. Randomized trial of a behavioral intervention to prevent excessive gestational weight gain: the Fit for Delivery study[J]. Am J Clin Nutr .2011,93(4):772-779.

[74]Institute of Medicine (IOM). Weight gain during pregnancy: reexamining the

guidelines. The National Academies Collection: reports funded by National Institutes of Health. 2009 [Washington (DC)].

[75]Ramirez-Velez R. Aguilar de Plata AC, Escudero MM, et al. Influence of regular aerobic exercise on endothelium-dependent vasodilation and cardiorespiratory fitness in pregnant women[J]. J Obstet Gynaecol Res.2011,37(11):1601-1608.

[76]Clapp 3rd JF, Lopez B, Harcar-Sevcik R. Neonatal behavioral profile of the offspring of women who continued to exercise regularly throughout pregnancy[J]. Am J Obstet Gynecol.1999,180(1 Pt 1):91-94.

[77]Ben-Haroush A, Yogev Y, Hod M. Epidemiology of gestational diabetes mellitus and its association with type 2 diabetes[J]. Diabet Med.2004,21(2):103-113.

[78]Ruiz JR, Perales M, Pelaez M, Lopez C, Lucia A, Barakat R. Supervised exercise-based intervention to prevent excessive gestational weight gain: a randomized controlled trial[J]. Mayo Clin Proc. 2013,88(12):1388-1397.

[79]Halvorsen S, Haakstad LA, Edvardsen E, Bo K. Effect of aerobic dance on cardiorespiratory fitness in pregnant women: a randomised controlled trial[J]. Physiotherapy.2013,99(1):42-48.

[80]Santos IA, Stein R, Fuchs SC, et al. Aerobic exercise and submaximal functional capacity in overweight pregnant women: a randomized trial[J]. Obstet Gynecol.2005, 106(2):243-249.

[81]Solans-Domenech M, Sanchez E, Espuna-Pons M. Pelvic Floor Research G. Urinary and anal incontinence during pregnancy and postpartum: incidence, severity, and risk factors[J]. Obstet Gynecol.2010,115(3):618-628.

[82]Baciuk EP, Pereira RI, Cecatti JG, Braga AF, Cavalcante SR. Water aerobics in pregnancy: cardiovascular response, labor and neonatal outcomes[J]. Reprod Health.2008, 5:10.

[83]Ong MJ, Guelfifi KJ, Hunter T, Wallman KE, Fournier PA, Newnham JP. Supervised home-based exercise may attenuate the decline of glucose tolerance in obese pregnant women[J]. Diabetes Metab .2009,35(5):418-421.

[84]Heiskanen N, Raatikainen K, Heinonen S. Fetal macrosomia—a continuing obstetric challenge[J]. Biol Neonate.2006,90(2):98-103.

[85] 张红品 , 孟祥新 , 丁焕香等 . 孕期体育活动健康促进研究进展 [J]. 中国体育科技 , 2020, 56(5): 98-103.

[86] 王正珍 .ACSM 运动测定与运动处方指南 [M]. 第 10 版 . 北京：2019 北京体育大学出版社 ,2019:186-194.

[87]BARAKAT R, VARGAS M, BRIK M.et al.Does Exercise During Pregnancy Affect Placental Weight? A Randomized Clinical Trial[J].Eval Health Prof.2018, 41(3):400-414.

第七章

孕期体育活动与妊娠期并发症

第一节　孕期体育活动与妊娠期糖尿病

妊娠期糖尿病是引起母婴并发症包括先兆子痫、妊娠高血压、剖宫产、巨大儿和死产的重要原因[1]。妊娠期糖尿病是在怀孕期间发现的一种葡萄糖不耐受疾病，由英国国家卫生和临床技术优化研究所（NICE）定义为空腹血浆葡萄糖浓度为5.6 mmol/L以上或餐后2h血糖水平为7.8 mmol/L或更高[2]。然而，关于妊娠期糖尿病的定义，国际上还没有达成一致[3]。妊娠期糖尿病的发病率在全世界范围内都在上升，与孕妇超重和肥胖的患病率上升同步[4]。超重和肥胖是妊娠期糖尿病的最大危险因素，相对风险（RR）是正常体重妇女的2~3倍或5~6倍[5-6]。一些证据表明，体重指数即使在正常范围内，与低正常范围[7-8]相比，风险也增加[7-8]，与2型糖尿病观察到的风险相似[9]。妊娠期糖尿病与2型糖尿病有许多共同的病理生理特征。

虽然体育活动已被确定为2型糖尿病的保护因素[10]，但有关体力活动和妊娠期糖尿病的数据却不那么广泛，也比较少[11-37]。一些[16,19,21,23-27,29,34-40]但并不是所有的研究[11-15,17-18,20,22,28,30]都报告了高体力活动与妊娠期糖尿病RIS之间的反向关联。然而，在报告反向关联的研究中，运动的强度有很大差异，相对风险从10%～30%[24-26,37]下降到50%～90%[16,19,21,23,27,34-36,38]不等。目前尚不清楚研究结果的差异是否是由于不同研究之间的体力活动范围和数量的差异，还是由于身体活动的亚型或强度不同而造成的，也不清楚运动是最重要的因素，还是体力活动的总量是最重要的因素。先前的病例控制和队列研究的Meta分析报告了高体力活动和低体力活动与妊娠期糖尿病的负相关[41]，但没有进行剂量–反应分析。最近的两项Meta分析[42,43]，得出了与体育锻炼降低妊娠期糖尿病风险的相反结论，其中一项没有联合试验，另一个呈反向关联[43]。一些研究报告了体育活动与妊娠期糖尿病风险之间的剂量依赖性负相关关系[23-24,31,35,37]，然而，其他研究表明，将体力活动水平从低水平提高到中等水平[25,27,34]是降低妊娠期糖尿病的重要因素。证明是否存在线性剂量–反应关系，或者是否存在活动的阈值水平，对于为女性降低妊娠期糖尿病风险所需的运动水平提供更详细的建议可能很重要，同时也可以为未来大规模、随机、预防疾病的体力活动试验的规划提供重要的信息。

我们对体力活动和妊娠期糖尿病进行了最新的系统回顾和

Meta分析，目的是明确增加体力活动水平与降低妊娠期糖尿病风险的关系之间是否存在剂量反应。我们还总结了已经发表的关于体力活动和糖耐量异常（非糖尿病范围内的葡萄糖水平升高）的研究[22,25,33,39,44-45]。

1　方法

截至2015年8月5日，对超星发现、PubMed、Embase和Ovid数据库进行了初步搜索，对体力活动、妊娠期糖尿病风险和SEA进行了队列研究和随机试验。我们使用以下搜索术语：体育活动或锻炼或运动或步行或骑自行车或跑步或健身或"锻炼测试"或不活动或久坐或"危险因素"或"危险因素"和"妊娠期糖尿病"或"妊娠期糖尿病"。

2　结果

2.1　怀孕前的总体力活动

4项队列研究[26-27,32-33]包括在怀孕前的总体力活动（闲暇时间、家庭活动和职业活动的总和）和妊娠期糖尿病的分析中，包括293例和4607名参与者。由于报告结果的方式不同，不可能对总体力活动进行剂量–反应分析。

2.2　妊娠期间的总体力活动

3个队列研究[27,32-33]进行了妊娠期总体力活动和妊娠期糖尿病的分析，包括244例和3996名参与者。由于报告结果的方式不同，不可能对总体力活动进行剂量–反应分析。

2.3 怀孕前的业余体育活动

8个队列研究[23-25,27-30,33]被纳入分析怀孕前体育活动和妊娠期糖尿病的风险，包括2401例和32 592名参与者。孕前高体力活动与低体力活动的总相关系数为0.78（95%CI 0.61～1.00，I^2=47%，P=0.07）。

2.4 怀孕期间的业余体育活动

12项随机试验[11-22]和5项队列研究[23,25,27,30,33]被纳入分析早孕体力活动和妊娠期糖尿病及胰岛素抵抗的风险。共有900例和9804名参与者。在随机试验中，我们进行了相对风险与干预的总时间/周的近似总数之间的线性回归分析，虽然没有统计学意义，但P=0.24，有一些迹象表明，随着活动时数的增加，风险有了更大的减少。当随机试验按研究中的活动持续时间分层时，我们可以估计每周大约活动的小时数。

2.5 孕前和孕早期体育活动

两个队列研究[23,25]调查了怀孕前和孕期联合体育活动与妊娠期糖尿病风险之间的关系。两个队列研究[24,25]调查了妊娠前步行和妊娠期糖尿病的关系，两个队列研究[25,30]分析了孕早期与妊娠期糖尿病的关系。3项队列研究[24-25,33]探讨了怀孕前剧烈运动与妊娠期糖尿病的关系。

2.6 职业体力活动和家庭体育活动

两个队列研究[27，31]包括分析怀孕前和怀孕期间的职业体育活动。两项队列研究[27,33]包括分析怀孕前和怀孕期间的家庭体育活动。

2.7 体力活动与糖耐量异常

我们对一项随机试验[22]和5项队列研究[25,33,39,44-45]进行了补充分析，这些研究报告的结果显示身体活动和糖耐量异常。

3 讨论

分析显示，怀孕前和怀孕期间较多的休闲体育活动与妊娠糖尿病风险相对减少22%和20%有一定的关系。孕前较多的总体力活动与妊娠期糖尿病的相对风险降低36%相关，而孕期总体力活动与降低风险的方向相关，但没有统计学意义，可能是由于研究过少。孕前和孕期步行和孕前剧烈活动也与妊娠期糖尿病呈负相关，但职业和家庭体育活动与风险无关，尽管这些结果基于很少的研究。经研究设计分层后，妊娠期休闲体育活动与妊娠期糖尿病的相关性在随机试验中有显著性意义，而在队列中则无显著性差异（$P>0.05$）。由于研究之间在体育活动水平方面存在差异，很难根据分析的结果提出体育活动建议，因此，我们还进行了线性和非线性剂量–反应分析。在非线性剂量–反应分析中，与无体力活动组相比，每周30分钟的孕前体育活动使妊娠期糖尿病的相对风险降低12%，与不活动组相比，每周7小时孕前活动的风险降低了30%。在联合分析怀孕前和早孕期间的体育活动时，暗示怀孕前有身体活动的妇女的风险降低了40%，但是，只有在早孕期间积极活动的妇女才显示活动与风险之间没有关联，而在怀孕前和怀孕期间参加体育活动的妇女相对于在这两个时期都不活跃的妇女的相对风险则降低了59%。目前的Meta分析的一个有趣的发现是，怀孕前的体育活动比怀孕期间的体育活动与妊娠期糖尿病风险的降低关联性更强，这与我们对体力活动和子痫前期的归纳分析结果相似[46]。这并不是不合理的，因为可以进行干预的时间和可进行体育活动干预的程度在孕妇身上是有限的。

此外，妊娠期生理胰岛素抵抗可减轻孕期体力活动的影响。然而，由于在不同的体力活动暴露中并没有完全一致的观察到这一点，所以需要进一步研究孕前和早孕期间的体力活动措施，以进一步澄清这一点。

分析的结果为体育锻炼降低妊娠期糖尿病风险的假说提供了进一步的支持，并与之前的两个Meta分析一致，后者也发现了反向关联[41,43]。与以往的Meta分析相比，我们通过线性和非线性剂量研究，进一步量化了体力活动与妊娠期糖尿病风险之间的关系，并对不同活动领域进行了更详细的分析。这些分析对于指导孕妇采用减少有风险的体育活动数量和类型的建议很重要，并为今后的体育活动提供信息，旨在降低妊娠期糖尿病的风险。

我们的分析可能有一些局限性，可能会影响结果。可能是由于未测量或残留的混杂因素，观察到的体力活动与妊娠糖尿病风险之间有反向关联。较多的体力活动与其他健康行为相关，包括较低的超重和肥胖患病率，较高膳食纤维摄入量的健康饮食，以及较低的红肉和加工肉摄入量。然而，这项归纳分析中包括的许多研究都是根据年龄、BMI和能量摄入等混杂因素进行调整的，并且通过调整这些混杂变量进行分层，这些相关性在亚组分析中持续存在。通过回归分析，我们没有发现这些亚组之间的差异性。任何进一步的研究都应该调整以适应更多的饮食混乱因素。在妊娠前的休闲体力活动研究中存在中度差异性（$I^2=47\%$），但当按病例数分层时，有200个或更多病例的研究之间没有差异性（$I^2=0\%$）。在妊娠期休闲体育活动的研究中，差异性很低（$I^2=17\%$）。并非所有包含高对比低分析的研究均可包含在剂量-反应分析中，因为结果均采用与其他方法不同的基础测量报告。对于其他一些活动类型，存在高度的差异性，但是还没有足够的研究来进行活动类型的回归分析或对体育活动类型敏感性的测试分析。并不是所有分析中包含的研究都可以包含在剂量-反应分析中，因为结果要么是使用的测量方法不同，要么是因为体育活动类型不同。任何进一步的研究都应进行3～4个或更多体育活动类型的干预，并使用一种允许与其他研究相结合的措施，最好以小时/周为单位。此外，一些随机试验的身体活动强度可能过低（1～2小时/周），也可能是对照组受到干扰，使得无法观察到体育活动与妊娠期糖尿病风险之间的某种联系。在随机试验的分组分析中，有一些迹象表明，在估计持续时间为2～3小时/周和>3小时/周活动的研究之间，比那些有活动能力的研究之间有更强的关联。估计持续时间为每周1～2小时，除了活动水平太低之外，在一些研究中，对锻炼干预措施的依从性可能很差，这可能削弱了任何联系。此外，还需要进行更大规模的研究，因为很少有随机试验发现个体风险在统计学上显著降低。作为对已发表的研究的分析，出版物偏见也可能影响到结果。有证据表明，在分析怀孕期间的休闲体育活动和妊娠期糖尿病的风险方面存在发表偏见，因此有可能导致一种夸大的估计。

妊娠期糖尿病和2型糖尿病有许多病理生理特征，我们先前发现的体力活动和2型糖尿病之间的反向关联[10]支持目前关于妊娠期糖尿病的结果。有趣的是，与妊娠期糖尿病和2型糖尿病相关的休闲体育活动的强度和剂量–反应关系与无活动相比，每周5～7小时观察到的相对风险减少20%～30%，在较低活动水平下，风险降低幅度更大。体力活动可减少肥胖[47]，并与妊娠期体重增加有关[48-50]，这与妊娠期糖尿病的风险增加密切相关[51]。

超重和肥胖会增加炎症，增加游离脂肪酸的释放，从而导致胰岛素抵抗[52]，这反过来又增加了肝脏内源性葡萄糖的产生，而体力活动可能抵消其中的一些不利影响[25,53]。分析中我们发现，当校正BMI，与未校正BMI相比，相关性弱14%～25%，表明大约14%～25%的关联可以被解释为肥胖的减少，这与我们之前对体力活动和2型糖尿病的分析相当。其中校正BMI后，与未校正BMI的分析相比，相关性弱20%～30%[10]。在调整BMI后，临床上仍有显著的降低，这表明其他机制可能与此有关。我们还发现，怀孕前身体活动与糖耐量异常之间存在显著的负相关关系。体力活动通过增加GLUT 4葡萄糖转运蛋白的葡萄糖转运和糖原合成酶的活性来增加葡萄糖摄取和糖原合成[53]。运动增加肌肉细胞分泌白细胞介素-6（IL-6），其通过抑制肿瘤坏死因子和IL-1β，具有抗炎作用，并降低肿瘤坏死因子诱导的胰岛素抵抗[53]。体育活动与降低孕妇的总胆固醇、甘油三酯、瘦素水平，改善血糖控制和降低胰岛素抵抗有关[25,54-56]。解释体力活动与妊娠期糖尿病之间潜在的非线性关联的生物学机制尚不清楚，需要进一步研究。在先前的Meta分析中，我们还观察到了体育活动与子痫前期[46]和2型糖尿病[10]之间类似的非线性关联。然而，在活动水平较低的情况下，风险降低幅度更大，在所有这3种情况下，每周活动5～7小时风险降低最明显。鉴于子痫前期、2型糖尿病和妊娠期糖尿病（如胰岛素抵抗、肥胖）的潜在病理生理特征相似，这3种情况下可能共同存在的一些潜在机制也可能部分解释了这种非线性关系。然而，我们也不能排除这种非线性部分可能是由于高水平体力活动中数据点少造成的。

我们进行了剂量–反应分析，以研究特定的体力活动水平是否与妊娠期糖尿病风险相关，并发现了剂量–反应关系的证据。队列研究的质量一般都很高（平均9分中有7分），但是一半的随机试验有很高的偏见风险，其余的大部分都不清楚。尽管在分层时，研究质量分数和偏倚评估的风险没有差异性，但任何未来的研究都应该改进结果的处理和报告，以便为体力活动和妊娠糖尿病提供更好的流行病学证据。

需要进一步的大规模队列研究和干预试验，以最终确定体力活动与特定类型和强度的体力活动和妊娠期糖尿病之间的关系，对于最新的剂量–反应分析，如果未来的研究能够在一个共同的标准上，例如在小时/周和（或）MET小时/周报告结果可能更好。任何进一步的干预试验旨在使用足够高的剂量或频率的体力活动来观察一种效果（例如，每周至少2~3小时或更长时间），并且包括具有不同体力活动水平的多个形式可能会提供关于剂量–反应关系的确凿结论。

总之，我们的结果提示，较多的体力活动与降低妊娠期糖尿病的风险相关。任何额外的研究都应评估特定亚型、体力活动量和强度与妊娠期糖尿病风险之间的关系，调整更多的混杂因素，并改进数据报告。

参考文献

[1]Shand AW, Bell JC, McElduff A, Morris J, Roberts CL. Outcomes of pregnancies in women with pre-gestational diabetes mellitus and gestational diabetes mellitus: a population-based study in New South Wales, Australia, 1998-2002[J]. Diabet Med.2008,25:708-715.

[2]Diabetes in pregnancy: management of diabetes and its complications from preconception to the postnatal period[J]. NICE Clinical Guideline (February 2015) 2015.

[3]Hartling L, Dryden DM, Guthrie A, Muise M, Vandermeer B,Donovan L. Diagnostic thresholds for gestational diabetes and their impact on pregnancy outcomes: a systematic review[J]. Diabet Med. 2014,31:319-331.

[4]Ferrara A. Increasing prevalence of gestational diabetes mellitus:a public health perspective[J]. Diabetes Care. 2007,30(Suppl2):S141-146.

[5]Chu SY, Callaghan WM, Kim SY, et al. Maternal obesity and risk of gestational diabetes mellitus[J]. Diabetes Care. 2007,30:2070-2076.

[6]Torloni MR, Betran AP, Horta BL, et al. Prepregnancy BMI and the risk of gestational diabetes: a systematic review of the literature with meta-analysis[J]. Obes Rev. 2009,10: 194-203.

[7]Choi SK, Park IY, Shin JC. The effects of pre-pregnancy body mass index and gestational weight gain on perinatal outcomes in Korean women: a retrospective cohort study[J]. Reprod Biol Endocrinol. 2011,9:6.

[8]Leung TY, Leung TN, Sahota DS, et al. Trends in maternal obesity and associated risks of adverse pregnancy outcomes in a population of Chinese women[J]. BJOG. 2008,115:1529-1537.

[9]Rana JS, Li TY, Manson JE, Hu FB. Adiposity compared with physical inactivity and risk of type 2 diabetes in women[J]. Diabetes Care. 2007,30:53-58.

[10]Aune D, Norat T, Leitzmann M, Tonstad S, Vatten LJ. Physical activity and the risk of type 2 diabetes: a systematic review and dose–response meta-analysis[J]. Eur J Epidemiol. 2015, 30:529-542.

[11]Callaway LK, Colditz PB, Byrne NM, et al. Prevention of gestational diabetes: feasibility issues for an exercise intervention in obese pregnant women[J]. Diabetes Care. 2010,33:1457-1459.

[12]Price BB, Amini SB, Kappeler K. Exercise in pregnancy: effect on fitness

and obstetric outcomes—a randomized trial[J]. Med Sci Sports Exerc. 2012,44:2263-2269.

[13]Oostdam N, van Poppel MN, Wouters MG, et al. No effect of the FitFor2 exercise programme on blood glucose, insulin sensitivity,and birthweight in pregnant women who were overweight and at risk for gestational diabetes: results of a randomised controlled trial[J]. BJOG. 2012, 119: 1098-1107.

[14]Stafne SN, Salvesen KA, Romundstad PR, Eggebo TM, Carlsen SM, Morkved S. Regular exercise during pregnancy to prevent gestational diabetes: a randomized controlled trial[J]. Obstet Gynecol.2012,119:29-36.

[15]Barakat R, Cordero Y, Coteron J, Luaces M, Montejo R. Exercise during pregnancy improves maternal glucose screen at 24-28 weeks: a randomised controlled trial[J]. Br J Sports Med. 2012, 46:656-661.

[16]Tomic V, Sporis G, Tomic J, Milanovic Z, Zigmundovac-Klaic D, Pantelic S. The effect of maternal exercise during pregnancy on abnormal fetal growth[J]. Croat Med J. 2013,54:362-368.

[17]Barakat R, Pelaez M, Lopez C, Lucia A, Ruiz JR. Exercise during pregnancy and gestational diabetes-related adverse effects: a randomised controlled trial[J]. Br J Sports Med. 2013,47:630-636.

[18]Barakat R, Perales M, Bacchi M, Coteron J, Refoyo I. A program of exercise throughout pregnancy. Is it safe to mother and newborn[J]? Am J Health Promot. 2014,29:2-8.

[19]Renault KM, Norgaard K, Nilas L, et al. The treatment of obese pregnant women (TOP) study: a randomized controlled trial of the effect of physical activity intervention assessed by pedometer with or without dietary intervention in obese pregnant women[J].Am J Obstet Gynecol. 2014,210:134-139.

[20]Ko CW, Napolitano PG, Lee SP, Schulte SD, Ciol MA, Beresford SA. Physical activity, maternal metabolic measures, and the incidence of gallbladder sludge or stones during pregnancy: a randomized trial[J]. Am J Perinatol. 2014,31:39-48.

[21]Cordero Y, Mottola MF, Vargas J, Blanco M, Barakat R. Exercise is associated with a reduction in gestational diabetes mellitus[J].Med Sci Sports Exerc. 2015,47:1328-1333.

[22]Nobles C, Marcus BH, Stanek EJ III, et al. Effect of an exercise intervention on gestational diabetes mellitus: a randomized controlled trial[J]. Obstet Gynecol. 2015,125:1195-1204.

[23]Dempsey JC, Sorensen TK, Williams MA, et al. Prospective study of gestational diabetes mellitus risk in relation to maternal recreational physical activity before and during pregnancy[J]. Am J Epidemiol. 2004,159:663-670.

[24]Zhang C, Solomon CG, Manson JE, Hu FB. A prospective study of pregravid physical activity and sedentary behaviors in relation to the risk for gestational diabetes mellitus[J]. Arch Intern Med.2006,166:543-548.

[25]Oken E, Ning Y, Rifas-Shiman SL, Radesky JS, Rich-Edwards JW, Gillman MW. Associations of physical activity and inactivity before and during pregnancy with glucose tolerance. Obstet Gynecol[J]. 2006,108:1200-1207.

[26]Iqbal R, Rafique G, Badruddin S, Qureshi R, Cue R, Gray-Donald K. Increased body fat percentage and physical inactivity are independent predictors of gestational diabetes mellitus in South Asian women[J]. Eur J Clin Nutr. 2007,61:736-742.

[27]Chasan-Taber L, Schmidt MD, Pekow P, et al. Physical activity and gestational diabetes mellitus among Hispanic women[J].J Womens Health (Larchmt). 2008,17:999-1008.

[28]van der Ploeg HP, van Poppel MN, Chey T, Bauman AE, BrownWJ. The role of pre-pregnancy physical activity and sedentary behaviour in the development of gestational diabetes mellitus[J].J Sci Med Sport. 2011,14:149-152.

[29]Ramos-Levi AM, Perez-Ferre N, Fernandez MD, et al. Risk factors for gestational diabetes mellitus in a large population of women living in Spain: implications for preventative strategies[J].Int J Endocrinol. 2012,2012:312529.

[30]Morkrid K, Jenum AK, Berntsen S, et al. Objectively recorded physical activity and the association with gestational diabetes[J]. Scand J Med Sci Sports. 2014,24:e389-397.

[31]Zhang C, Tobias DK, Chavarro JE, et al. Adherence to healthy lifestyle and risk of gestational diabetes mellitus: prospective cohort study[J]. BMJ. 2014,349:g5450.

[32]Currie LM, Woolcott CG, Fell DB, Armson BA, Dodds L. The association between physical activity and maternal and neonatal outcomes: a prospective cohort[J]. Matern Child Health J. 2014, 18:1823-1830.

[33]Chasan-Taber L, Silveira M, Lynch KE, et al. Physical activity before and during pregnancy and risk of abnormal glucose tolerance among Hispanic women[J]. Diabetes Metab.2014, 40:67-75.

[34]Dempsey JC, Butler CL, Sorensen TK, et al. A case–control study of maternal recreational physical activity and risk of gestational diabetes mellitus[J]. Diabetes Res Clin Pract. 2004, 66:203-215.

[35]Liu J, Laditka JN, Mayer-Davis EJ, Pate RR. Does physical activity during pregnancy reduce the risk of gestational diabetes among previously inactive women[J]? Birth. 2008,35:188-195.

[36]Harizopoulou VC, Kritikos A, Papanikolaou Z, et al. Maternal physical activity before and during early pregnancy as a risk factor for gestational diabetes mellitus[J]. Acta Diabetol. 2010, 47(Suppl 1):83-89.

[37]Redden SL, LaMonte MJ, Freudenheim JL, Rudra CB. The association between gestational diabetes mellitus and recreational physical activity[J]. Matern Child Health J. 2011,15:514-519.

[38]Rudra CB, Williams MA, Lee IM, Miller RS, Sorensen TK. Perceived exertion in physical activity and risk of gestational diabetes mellitus[J]. Epidemiology. 2006,17:31-37.

[39]Baptiste-Roberts K, Ghosh P, Nicholson WK. Pregravid physical activity, dietary intake, and glucose intolerance during pregnancy[J]. J Womens Health (Larchmt). 2011,20:1847-1851.

[40]Campbell SK, Lynch J, Esterman A, McDermott R. Pre-pregnancy predictors of diabetes in pregnancy among Aboriginal and Torres Strait Islander women in North Queensland, Australia[J].Matern Child Health J. 2012,16:1284-1292.

[41]Tobias DK, Zhang C, van Dam RM, Bowers K, Hu FB. Physical activity before and during pregnancy and risk of gestational diabetes mellitus: a meta-analysis[J]. Diabetes Care. 2011, 34:223-229.

[42]Yin YN, Li XL, Tao TJ, Luo BR, Liao SJ. Physical activity during pregnancy and the risk of gestational diabetes mellitus: a systematic review and meta-analysis of randomised controlled trials[J]. Br J Sports Med. 2014,48:290-295.

[43]Russo LM, Nobles C, Ertel KA, Chasan-Taber L, Whitcomb BW. Physical activity interventions in pregnancy and risk of gestational diabetes mellitus: a systematic review and meta-analysis[J].Obstet Gynecol. 2015,125:576-582.

[44]Gollenberg AL, Pekow P, Bertone-Johnson ER, Freedson PS,Markenson G, Chasan-Taber L. Sedentary behaviors and abnormal glucose tolerance among pregnant Latina women[J]. Med Sci Sports Exerc. 2010,42:1079-1085.

[45]Deierlein AL, Siega-Riz AM, Evenson KR. Physical activity during pregnancy and risk of hyperglycemia[J]. J Womens Health(Larchmt). 2012,21:769-775.

[46] Aune D, Saugstad OD, Henriksen T, Tonstad S. Physical activity and the risk of preeclampsia: a systematic review and metaanalysis[J]. Epidemiology. 2014,25:331-343.

[47]Mozaffarian D, Hao T, Rimm EB, Willett WC, Hu FB. Changes in diet and lifestyle and long-term weight gain in women and men[J]. N Engl J Med. 2011,364:2392-2404.

[48]Haakstad LA, Voldner N, Henriksen T, Bo K. Physical activity level and weight gain in a cohort of pregnant Norwegian women[J].Acta Obstet Gynecol Scand. 2007,86:559-564.

[49]Haakstad LA, Bo K. Effect of regular exercise on prevention of excessive

weight gain in pregnancy: a randomised controlled trial[J]. Eur J Contracept Reprod Health Care. 2011, 16: 116-125.

[50]Jiang H, Qian X, Li M, et al. Can physical activity reduce excessive gestational weight gain? Findings from a Chinese urban pregnant women cohort study[J]. Int J Behav Nutr Phys Act. 2012,9:12.

[51]Aune D, Chan DS, Lau R, et al. Dietary fibre, whole grains, and risk of colorectal cancer: systematic review and dose–response meta-analysis of prospective studies[J]. BMJ. 2011, 343: d6617.

[52]Friis CM, Pasche Roland MC, Godang K, et al. Adiposity-related inflammation: effects of pregnancy[J]. Obesity (Silver Spring).2013,21:E124-130.

[53] Golbidi S, Laher I. Potential mechanisms of exercise in gestational diabetes[J]. J Nutr Metab. 2013,2013:285948.

[54]Butler CL, Williams MA, Sorensen TK, Frederick IO, Leisenring WM. Relation between maternal recreational physical activity and plasma lipids in early pregnancy[J]. Am J Epidemiol. 2004, 160:350-359.

[55]Ning Y, Williams MA, Butler CL, Muy-Rivera M, Frederick IO, Sorensen TK. Maternal recreational physical activity is associated with plasma leptin concentrations in early pregnancy[J].Hum Reprod. 2005,20:382-389.

[56]Clapp JF. Effects of diet and exercise on insulin resistance during pregnancy[J]. Metab Syndr Relat Disord. 2006,4:84-90.

第二节　孕期体育活动与妊娠高血压和先兆子痫

体育活动被认为可以降低子痫前期的风险。然而，几乎没有关于妇女在怀孕期间接触各种体育活动影响先兆子痫和（或）妊娠期高血压发病率的资料。

先兆子痫是围产期母体发生各种并发症的主要原因，使全世界2%～8%的妊娠并发症复杂化[1-2]。如果不进行干预，先兆子痫的妇女有癫痫发作（子痫）、肺水肿、中风、肝肾功能衰竭和死亡的巨大风险[2]，此外，胎儿早产、宫内生长受限和死亡的风险也增加[3]。分娩婴儿、胎盘治疗仍然是治疗子痫前期的唯一有效手段[3]。

先兆子痫的原因并不清楚，因此，其预防仍然是一项挑战[4]。然而，在预防子痫前期方面，一个可以改变的危险因素是体力活动（PA）。一些相对较小的研究调查了休闲体力活动（LTPA）和防护机制[5-8]的关联。关于妊娠期间子痫前期风险相关职业活动[5,9-12]的研究报告认为，有压力的职业会增加妇女患子痫前期的风险[13-15]。妊娠期间身体活动的益处包括降低先兆子痫的病理生理学特征，包括控制血压和氧化应激，因此可减少妊娠期间先兆子痫风险[16]。

一种假设认为，女性在怀孕期间久坐活动的时间可能比身体活动的数量和类型更能反映子痫前期的风险[6,10,17]。Saftlas等人[10]发现在工作中较少坐着的妇女患先兆子痫的风险比那些坐着时间较多的妇女要低。由于此类研究较少，因此需要进一步的研究证实。这项研究的目的是研究怀孕期间PA与职业活动、久坐活动和其他形式的PA（如家务）之间的关系，以了解子痫前期与妊娠期高血压的危险因素。基于目前已知的运动对心血管疾病的有益影响，我们认为增加各种类型的PA水平，减少久坐活动会降低子痫前期和妊娠期高血压的风险。

本研究探讨了运动与子痫前期及妊娠期高血压的关系。

LTPA对子痫前期的益处是通过各种运动量来持续观察的，这些观察通常具有统计学意义。虽然没有观察到职业活动与子痫前期风险之间的显著关联，但工作时间的增加与子痫前期风险的概率增加有关。此外，还研究了久坐和非久坐活动的综合测量与子痫前期之间的联系，表明花费较多时间运动的妇女相对于最不活跃的妇女患先兆子痫的风险降低了42%。相反，没有观察到综合体力活动与妊娠期高血压风险之间的关联。此外，与先兆子痫和妊娠高血压相关的职业活动的分析结果在不同妊娠情况下常常不同。子痫前期和妊娠期高血压的优势比呈相反的趋势，在每周工作时间超过40小时的妇女分组中差异显著。最后，我们的结果表明，子痫前期和妊娠期高血压的概率随着久坐活动的增加而增加。

总的来说，先前评估PA类型与子痫前期关系的研究支持我们的发现。一些关于妊娠期LTPA和子痫前期风险的研究发现风险降低[5,6,10,18-21]。此外，对6个病例对照研究的Meta分析观察了LTPA在怀孕期间对子痫前期发展的缓解作用[20]。关于职业活动，3项研究报告了在一个地方工作对子痫前期风险的保护作用的相似的、不显著的趋势[5,9,12]。另一项研究显示，职业需要经常站立/行走的妇女对子痫前期有显著的降低作用[11]。最后，迄今为止发表的一项研究评估了其他类型的体育活动（例如家务）与子痫前期风险之间的关系[21]。这项研究发现，与每周做家务少于4小时的妇女相比，每周花4小时或更多时间做家务的妇女患先兆子痫的风险降低了60%。本研究通过检查3种类型的PA（LTPA、职业性PA和其他类型的PA）及其各自与先兆子痫和妊娠高血压的关系，补充了现有文献。

在我们的3项分析中，每周工作超过40小时、每天在一个地方工作超过3小时或每天工作超过7小时的妇女中，先兆子痫和妊娠高血压的发病率不同，且彼此之间存在显著性差异。据我们所知，先前的3项研究检查了职业活动与子痫前期和妊娠期高血压之间的关系[10,22-23]，其中只有两项进行了分析。Haelterman等人研究显示，与站立0小时的女性相比，在每天站立工作1小时以上的女性中，先兆子痫的风险增加，但妊娠期高血压没有发现任何关联[22]。Chang等人[23]在每周工作时间超过40小时的初产妇中发现，妊娠高血压或先兆子痫的发生率没有差异。值得注意的是，这两项研究都没有使用多项式回归法直接比较先兆子痫和妊娠高血压，因此它们的结果是否存在显著性差异尚不清楚。

一些生物学机制可以解释PA与子痫前期风险的反向关联[23]。先兆子痫的特征包括胎盘发育不良、氧化应激、炎症和内皮功能障碍。PA有利于胎盘的生长和发育，因为它使血液流向皮肤和肌肉，从而产生促进血管生成的短时、低氧环境[24-26]。PA还能刺激抗氧化防御[23]，增加体内线粒体的数量[27]，使身体对氧化应激更有抵抗力。此外，通过PA[28]降低氧化应激的标记，例如脂质过氧化，进一步支持PA增加身体对抗氧化应激的能力[23]。此外，常规PA已被证明具有抗炎作用[29]，并促进孕妇和非孕妇的健康免疫反应[23]。最后，内皮功能障碍是先兆子痫的一个典型特征，可由许多因素引起，包括血脂异常、促炎细胞因子和活性氧，所有这些都已被证明可通过PA降低[20,23]。

　　虽然被诊断为子痫前期或妊娠期高血压的妇女可能与正常血压对照者的PA水平有差异，但身体活动降低先兆子痫风险的可能性并没有得到充分的证实。此外，ACOG建议在一周中的大多数（如果不是全部）时间每天进行30分钟或以上的适度运动，即使是以前不活动的孕妇也不例外[16]。最后，PA问题相当普遍，因为要求妇女在整个怀孕期间估计他们的PA水平。因此，报告的PA水平可能不能准确反映实际进行的PA，因为PA水平可能在整个妊娠期间都是在变化的。

　　我们的久坐活动变量是根据女性报告在工作和（或）家中站立的时间间接估计的，因此，这些估计可能无法准确反映久坐的时间。另一项研究的局限性与先兆子痫对活动水平的潜在影响有关。有先兆子痫或妊娠期高血压症状的妇女可能被限制活动或卧床休息，因此，报告的PA估计数可能不能反映其实际活动情况。为了解释这一点，我们进行了敏感性分析，排除了那些报告在怀孕期间卧床休息的妇女（n=9），然而，效果估计没有改变，因此，这些妇女仍然留在我们的分析中。

总之，我们发现怀孕期间PA水平较高的妇女患先兆子痫的风险较低，而久坐的妇女患先兆子痫的风险较高。作为少数几个与子痫前期风险降低相关的潜在可改变因素之一，在妊娠期间促进PA可能是降低该疾病风险的一个有利措施。然而，还需要进一步的研究来证实PA对子痫前期风险的降低作用。理想情况下，未来的研究和随机试验应前瞻性地使用活动监测装置（如加速计、计步器或心率监测仪）收集妊娠期间PA的测量值，以提供妊娠期间PA的客观测量值，并评估体力活动可在多大程度上降低先兆子痫的风险。

参考文献

[1]Duley, L.The global impact of preeclampsia and eclampsia[J].Seminars in Perinatology, 2009,8(33):130-137.

[2]Roberts, J. M., & Cooper, D. W. Pathogenesis and genetics of preeclampsia[J]. Lancet, 2001,7(357):53-56.

[3]Hubel, C. A. Oxidative stress in the pathogenesis of preeclampsia. Proceedings of the Society for Experimental Biology and Medicine[J]. Society for Experimental Biology and Medicine, 1999,6(222):222-235.

[4]Spracklen, C. N., Smith, C. J., Saftlas, A. F., Robinson, J. G., &Ryckman, K. K. Maternal hyperlipidemia and the risk of preeclampsia: A meta-analysis[J]. American Journal of Epidemiology,2014.2(45):34-56.

[5] Marcoux, S., Brisson, J., & Fabia, J. The effect of leisure time physical activity on the risk of preeclampsia and gestational hypertension[J].Journal of Epidemiology and Community Health,1989,5(43):147-152.

[6]Sorensen, T. K., et al. Recreational physical activity during pregnancy and risk of preeclampsia[J]. Hypertension, 2003,7(41):1273-1280.

[7]Rudra, C. B., Sorensen, T. K., Luthy, D. A., & Williams, M. A. A prospective

analysis of recreational physical activity and preeclampsia risk[J]. Medicine and Science in Sports and Exercise, 2008,7(40): 1581-1588.

[8]Magnus, P., Trogstad, L., Owe, K. M., Olsen, S. F., & Nystad, W. Recreational physical activity and the risk of preeclampsia: A prospective cohort of Norwegian women[J].American Journal of Epidemiology, 2008,1(168): 952-957.

[9]Irwin, D. E., Savitz, D. A., St Andre, K. A., & Hertz-Picciotto, I.(1994). Study of occupational risk factors for pregnancy-induced hypertension among active duty enlisted Navy personnel[J]. American Journal of Industrial Medicine, 25, 349-359.

[10]Saftlas, A. F., Logsden-Sackett, N., Wang, W., Woolson, R., &Bracken, M. B. (2004). Work, leisure-time physical activity, and risk of preeclampsia and gestational hypertension[J]. AmericanJournal of Epidemiology, 160, 758-765.

[11]Wergeland, E., & Strand, K. (1997). Working conditions and prevalence of preeclampsia, Norway 1989[J]. International Journal of Gynaecology and Obstetrics, 58, 189-196.

[12]Nugteren, J. J., et al. (2012). Work-related maternal risk factors and the risk of pregnancy induced hypertension and preeclampsia during pregnancy[J]. The Generation R Study. PLoS ONE, 7,e39263.

[13]Klonoff-Cohen, H. S., Cross, J. L., & Pieper, C. F. (1996). Job stress and preeclampsia[J]. Epidemiology, 7, 245-249.

[14]Theorell, T., Ahlberg-Hulten, G., Jodko, M., Sigala, F., & de la Torre, B. (1993). Influence of job strain and emotion on blood pressure in female hospital personnel during workhours. Scandinavian Journal of Work[J], Environment & Health, 19, 313-318.

[15]Van Egeren, L. F. (1992). The relationship between job strain and blood pressure at work, at home, and during sleep[J]. Psychosomatic Medicine, 54, 337-343.

[16]American College of, O. & Gynecologists. (2003). Exercise during pregnancy and the postpartum period[J]. Clinical Obstetrics and Gynecology, 46, 496-499.

[17]Yeo, S. (2009). Adherence to walking or stretching, and risk of preeclampsia in sedentary pregnant women[J]. Research in Nursing & Health, 32, 379-390.

[18]Cardwell, M. S. (2013). Stress: Pregnancy considerations[J]. Obstetrical & Gynecological Survey, 68, 119-129.

[19]Rudra, C. B., Williams, M. A., Lee, I. M., Miller, R. S., & Sorensen, T. K. (2005). Perceived exertion during prepregnancy physical activity and preeclampsia risk[J]. Medicine and Science in Sports and Exercise, 37, 1836-

1841.

[20]Aune, D., Saugstad, O. D., Henriksen, T., & Tonstad, S. (2014). Physical activity and the risk of preeclampsia: A systematic review and meta-analysis[J]. Epidemiology, 25, 331-343.

[21]Kasawara, K. T., do Nascimento, S. L., Costa, M. L., Surita, F.G., & e Silva, J. L. (2012). Exercise and physical activity in the prevention of preeclampsia: Systematic review[J]. Acta Obstetricia et Gynecologica Scandinavica, 91, 1147-1157.

[22]Landsbergis, P. A., & Hatch, M. C. (1996). Psychosocial work stress and pregnancy-induced hypertension[J]. Epidemiology, 7,346-351.

[23]Genest, D. S., Falcao, S., Gutkowska, J., & Lavoie, J. L. (2012).Impact of exercise training on preeclampsia: Potential preventive mechanisms[J]. Hypertension, 60, 1104-1109.

[24]Clapp, J. F, 3rd. (2003). The effects of maternal exercise on fetal oxygenation and feto-placental growth[J]. European Journal of Obstetrics, Gynecology, and Reproductive Biology, 110(Suppl 1),S80–S85.

[25]Gustafsson, T., Puntschart, A., Kaijser, L., Jansson, E., & Sundberg, C. J. (1999). Exercise-induced expression of angiogenesis-related transcription and growth factors in human skeletal muscle[J]. The American Journal of Physiology, 276, H679–H685.

[26]Isaacs, K. R., Anderson, B. J., Alcantara, A. A., Black, J. E., &Greenough, W. T. (1992). Exercise and the brain: Angiogenesis in the adult rat cerebellum after vigorous physical activity and motor skill learning[J]. Journal of Cerebral Blood Flow and Metabolism, 12, 110-119.

[27]Moller, P., Wallin, H., & Knudsen, L. E. (1996). Oxidative stress associated with exercise, psychological stress and life-style factors[J]. Chemico–Biological Interactions, 102, 17-36.

[28]Alessio, H. M., & Goldfarb, A. H. (1988). Lipid peroxidation and scavenger enzymes during exercise: Adaptive response to training[J]. Journal of Applied Physiology, 64, 1333-1336.

[29]Kasapis, C., & Thompson, P. D. (2005). The effects of physical activity on serum C-reactive protein and inflammatory markers:A systematic review[J]. Journal of the American College of Cardiology, 45, 1563-1569.

第三节　孕期体育活动与妊娠期腰背痛

一直以来，腰痛被人们认为是一个重要的问题，因为它非常普遍而且可能致残，对个人和社会也造成了昂贵的经济负担[1]。妊娠相关的腰背部和骨盆疼痛（PR-LBPP）是影响大约50%孕妇的显著问题[2-3]，约有25%的人在怀孕期间有明显的疼痛，8%的人患有严重的残疾[4]。PR-LBPP影响所有不同生育年龄、种族、教育水平和职业的妇女，并增加了在未来妊娠中发生PR-LBPP疼痛的风险[5-6]。这种情况降低了孕妇的生活质量，并可能在产后很长一段时间内发展为慢性疼痛[4,7]。鉴于PR-LBPP的患病率、严重程度和慢性不良反应，需要更好地理解这一公共卫生问题，以进一步预防和采取干预措施。

1 定义

虽然有不同的定义，典型的PR-LBPP被认为是孕期超过1周的疼痛，包括下腰痛（LBP）和（或）盆腔带痛。PR-LBPP是一个公共健康问题，因为在产后期间经历PR-LBPP的女性在分娩后仍有疼痛[4,8]。长期疼痛直接影响到她们作为母亲的角色和功能、日常活动水平、病假和医疗保健的使用以及生活质量[9-10]。虽然大多数经历PR-LBPP的妇女在产后初期得到缓解和恢复，但大约40%的妇女在产后6个月[11-12]，30%在产后12个月[13]，接近10%在产后24个月[4,8]继续遭受疼痛的折磨。许多生理和社会心理危险因素已被确定为PR-LBPP，特别是与慢性PR-LBPP相关的因素。

2　背景

很多孕妇反映，PR-LBPP症状在身体和心理上都很难忍受，对日常生活活动和生活质量都有影响[14]。然而，据估计，只有32%的PR-LBPP妇女向医疗保健提供者报告她们的症状。当报告症状时，只有25%的医生推荐治疗，这种治疗通常以处方药的形式进行[15-16]。一些定性和混合方法的研究旨在寻求缓解PR-LBPP的辅助治疗方法，如瑜伽或其他相关的体育活动[14,16-18]。此外，许多女性更喜欢来自朋友或同事，而不是卫生专业人士的健康管理建议[14]。虽然腰痛对孕妇生活质量有普遍负面影响，但很少有妇女寻求专业治疗。这表明，卫生保健提供者应加强对PR-LBPP妇女的筛查，并为其提供知情的治疗方案建议。

在过去几十年里，普通民众和孕妇对腰痛的认识和意识有所提高，因为它对生活质量和社会成本产生了影响[1,9]。虽然大多数患有PR-LBPP的妇女在怀孕期间不寻求治疗，但当怀孕后疼痛变得持久时，保健费用和病假使用率就会增加[9]。由于这些与妊娠有关的疾病在产后有成为慢性和持续的可能，因此，理解PR-LBPP及其后遗症变得非常重要。研究可以预防或缓解PR-LBPP的非药物性、易获得性和低成本效益的治疗方法，对症状管理科学具有重要意义。因此，我们进行了一项综合性的回顾，以评估目前关于体力活动（包括基于瑜伽的活动）作为PR-

LBPP健康管理相关策略的文献。

3 文献搜索

为了评估身体活动和基于瑜伽的方法在PR-LBPP管理中的研究现状，我们于2016年1月至4月用数据库PubMed、CINAHL和Cochrane进行了一次全面的文献检索。使用以下关键词和检索术语：与妊娠相关的腰背痛、骨盆带疼痛、妊娠结局、妊娠相关的身体活动、运动、锻炼、治疗、物理治疗、治疗运动、妊娠相关补充疗法，健康方法，生活质量和瑜伽。

4 结果

4.1 瑜伽干预

研究人员的研究结果表明，随着时间的推移，干预措施使疼痛有所改善。如在一项小型的试点研究中，Beddoe等人[19]展示了瑜伽缓解腰背痛的可行性，结果显示效果明显，并且研究者认为在妊娠早期就开始干预效果会更显著。在RCT中，Martins等人[20]发现，每次1小时，共10周的瑜伽课比一般体育活动更能有效地降低PR-LBPP疼痛感。Sun等人[21]进行了一项非随机试验，以评估产前瑜伽计划对妊娠期不适和分娩自我效能的影响，发现瑜伽组的孕妇在怀孕38～40周时报告的疼痛较对照组少，分娩自我效能也较高。关于经常在瑜伽中进行的放松练习，Akmese和Oran[22]进行了一项RCT，以检查与对照组（指导每天躺下20分钟两次）相比，每次20分钟、每天两次的渐进性肌肉放松对妊娠中期妇女PR-LBPP的影响，干预组的疼痛评分在研究的8周内有了统计学上的显著改善，身体功能、精神健康方面也有了进一步的改善[22]。

4.2 其他体育活动干预

在评估PR-LBPP的体力活动疗法上，体育活动类型和治疗模式是不同的，包括以家庭活动为补充的团体锻炼课程[23-28]、纯家庭锻炼或休闲体育活动[29]、将体力活动/运动与其他治疗措施结合在一起的多模式治疗[30-31]，以及稳定练习等[32-33]。

许多研究的作者评估了一般的运动/体能，发现增加体力活动会降低PR-LBPP。如Kashanian等人[29]发现，在观察2个月后，以运动为基础的干预组的背痛程度降低，而对照组的背痛程度增加。Kluge等人[25]还特别聚焦于怀孕16~24周的南非人口进行体育锻炼对PR-LBPP缓解的益处，在对频繁出现腰痛的女性进行为期10周的干预后，干预组参与者发现腰痛和骨盆带痛的疼痛强度明显减轻。

许多研究人员使用多种练习方式来解决妊娠背痛，其中许多课程包括以小组为基础的练习班，在RCT中，对LBP、骨盆疼痛等的缓解效果上，由连续多周的操作治疗、体育锻炼和教育组成的综合性干预措施效果优于临床的标准护理[30]。在很多的

RCT中，Nilsson Wikmar等人[31]对多种模式进行了评估，其中比较了PR-LBPP的各种物理治疗模式：①教育加非弹性肩胛带的使用；②教育加以家庭为基础的物理治疗练习；③教育加体育治疗为主导的小组练习。在3个干预组中，疼痛严重程度、疼痛定位或活动能力无统计学上的显著性差异，产后12个月，所有组的疼痛均减轻。

一项大型的随机对照试验评估了标准产科护理与多模式干预的效果，多模式干预包括由物理治疗师领导的每周12次的集体锻炼，并结合每天在家中进行的盆底肌肉锻炼，以治疗妊娠期腰背痛的妇女[26]。妊娠36周时，治疗组疼痛明显减轻，腰背功能增强，与对照组比较，差异有统计学意义（$P<0.05$）。在妊娠期腰痛的RCT中，Stafne等人[28]将12周的集体和家庭锻炼计划（每周物理治疗师领导的小组有氧运动和强化课程，外加每周两次的家庭锻炼）与标准的产科护理进行比较，结果在36周时报告腰痛的患者之间没有显著性差异，但干预组因疼痛请病假的比例显著低于对照组患者[28]。

其他作者对多种干预方式进行比较，从运动到稳定练习到保健品的补充等方法。Peterson等人[27]对患有LBP的健康孕妇进行了一次RCT试验，这些孕妇被分配到运动组、脊柱推拿治疗组和神经情绪疗法（CHIR）组中，研究结束时，3组患者的临床功能均有明显改善，运动组和脊柱推拿治疗组均有临床意义，疼痛全面改善，但在功能改善上组间没有统计学上的显著性差异[27]。

有两项研究探讨了稳定练习的作用。第一项研究，Yan等人[33]进行了一项非随机对照研究，以评估稳定球对妊娠早期、中期和晚期的PR-LBPP和日常生活干扰的影响。结果显示，在怀孕36周时，LBP和日常生活干扰明显少于对照组。另一项研究，Elden等人[32]发现，与针灸或标准护理方法相比，稳定性练习对疼痛的缓解效果与单纯针灸或标准护理对孕妇盆腔带疼痛的效果相同。

5 讨论

5.1 关于体育活动干预的讨论

我们的综合评价结果表明，瑜伽和其他身体活动干预可能有助于减轻疼痛和相关症状，它们在降低PR-LBPP方面的作用值得进一步关注。许多妇女长时间遭受PR-LBPP的折磨，还有许多妇女在产后依然有LBP的痛苦。PR-LBPP是一个公共卫生问题，因为这种疼痛会影响家庭和工作场所的整体健康，包括耐力和力量[3-4]。对许多女性来说，PR-LBPP会影响生活质量，并会导致额外的压力、抑郁、焦虑和不适感，包括照顾新生儿或家庭[9,34]。此外，在妊娠和产后，慢性LBP有持续存在的风险，这是一种普遍、容易致残和经济负担较大的疾病[1]。

在我们的回顾中，大多数评估身体活动干预研究的作者发现，随着时间的推移，小组之间的疼痛评分存在差异。当孕妇单独[25-26,30]或结合其他方式进行体力活动和（或）有监督的运动时，如针灸加稳定性训练[32-33]和脊柱手法结合神经情感技术[27]，都显示出降低腰背痛的有效结果。这些发现与两项大规模的观察研究一致。在这两项研究中，有氧能力高的妇女或在怀孕期间每周锻炼3次或3次以上的妇女在怀孕期间不太可能出现腰痛、骨盆带疼痛和抑郁症状[35-36]。这些发现与Penick和Liddle[37]的分析结果不同，后者没有发现强有力的证据表明锻炼计划比通常的注意事项更有效地减少PR-LBPP。然而，有一定证据表明，运动可能会改善功能性残疾，减少病假的使用，以及多模式干预措施（如教育加运动）疗法可改善疼痛。

尽管大多数研究的作者认为体育活动干预可以减轻疼痛和相关症状，但两项研究的作者报告说，与对照组相比，参加有监督的集体锻炼计划[23]或定期锻炼计划[24]的妇女的疼痛没有显著改善，这与Pennick和Liddle[37]在分析中得出的结论相似。其他研究有不同的结果：Nilsson-Wikmar 等人[31]发现3种不同的物理治疗在产后3、6和12个月时收集的疼痛和活动数据没有差异，但是当相互独立评估时，三组在妊娠38周和产后12个月之间的疼痛都有统计学意义的显著减轻。Stafne等人[28]发现，在干预（运动）组中，病假使用要少得多，但疼痛和避免恐惧的信念与对照组相似。

尽管身体的锻炼活动具有普遍的积极作用，但结果的可变性突出了对更多设计研究的需要。特别是需要研究，以确定运动频率和持续时间、运动目标终点（即力量和稳定性、活动能力、身体区域）等对胎儿的积极或消极的健康影响，对症状管理的长期影响。

预防或干预非特异性PR-LBPP的关键方面之一是在妊娠期间保持积极的锻炼。2015年，ACOG更新了委员会关于妊娠和产后期间锻炼的意见，指出在没有任何禁忌证的情况下，应鼓励孕妇参加定期、中等强度的体育活动[38]。但值得关注的是，许多妇女在怀孕期间不从事任何正规的身体活动。例如，Gjestland等人[35]发现，在接触到的3482名孕妇中，只有14.6%参加了目前的定期体育活动（3次/周，>20分钟/次，中等强度）。值得注意的是，遵循锻炼指南的女性一般较少报告PR-LBPP，而每周锻炼1～2次的女性患PR-LBPP和抑郁症的可能性也比完全不锻炼的人要小。因此，参与体力活动次数可能是背部和盆腔疼痛的风险和恢复因素。

休闲时间的体力活动可以降低PR-LBPP的风险，而体力要求高的职业可能会增加PR-LBPP的风险[39]。最近大量研究发现，怀孕前参加高强度运动，如跑步、有氧运动和团队运动，可以预测怀孕时骨盆疼痛的风险较低[40]。在怀孕期间，LBP与低水平的休闲时间体育活动和高水平的久坐行为有关[41]。鉴于美国只有不到1/4的妇女在怀孕期间经常从事体育活动[42]，PR-LBPP有可能是身体活动不足造成的。此外，考虑到心理社会应激、情绪障碍和被动应对策略已被证明对其他临床人群中的疼痛反应产生影响[43-44]，假设与PR-LBPP相关的因果机制可能是合理的。这些研究领域需要进一步精心设计的研究，以确定致病机制与关联因素。

5.2 关于瑜伽方法的讨论

除了身体活动外，还探索了瑜伽和其他辅助保健方法，以尽量减少PR-LBPP。Wang等人[6]的一项调查发现，大多数怀孕的调查参与者（61.7%）报告说，她们会接受某种互补的方法来治疗PR-LBPP。同样，参与这项研究的61%的医疗服务提供者也赞同对公共卫生服务PR-LBPP采用辅助治疗方法。PR-LBPP最常见的治疗方法是按摩（61.4%）、针灸（44.6%）、放松（42.6%）、瑜伽（40.6%）和脊骨护理（36.6%）。25%～30%的妇女报告说，她们使用至少一种形式的辅助诊疗方法来管理她们的PR-LBPP[6,45]。最近有作者支持使用基于意识的练习，包括瑜伽，以降低慢性LBP患者的疼痛程度[46]。然而，由于项目在孕妇人群中的流行率和成功程度的数据仍然有限，有必要对孕妇给予更多的关注。

在研究人员评估以瑜伽为基础的干预措施的研究中，随着时间的推移，疼痛在统计学上有了显著的改善。值得注意的是，在一项样本很小的试点研究中，研究人员发现，如果参与者进入孕晚期，疼痛程度没有统计学上的显著性差异[19]。瑜伽有很多不同的形式，包括快速强烈的以及柔和放松的，目前的许多研究都集中于对后者（轻柔的哈莎瑜伽）对精神和身体能力的好处进行评价。值得注意的是，在过去的10年里，只有一个RCT用瑜伽进行了全面的干预，来评价疼痛的严重程度[20]。许多瑜伽和妊娠相关的研究集中在其他健康结果上，包括抑郁和焦虑[47-50]、子宫–胎儿–胎盘循环[51]、、出生结局[52]、妊娠期糖尿病的血糖水平[53]、血小板计数和尿酸[54]、压力和心率[55],以及妊娠期间的生活质量[56]。

在非妊娠人群中，以瑜伽为基础的方法被证明有助于通过减少残疾和疼痛来管理腰痛[57-58]。其他研究显示，瑜伽还带来其他的积极物理效应，包括增加柔韧性[59]和改善背部功能[60]。各种研究显示了精神上的益处，包括减少焦虑和抑郁[61-65]。这些发现表明瑜伽对经历PR-LBPP的孕妇也有类似的好处。在我们的回顾中，我们不仅强调了注意体育活动或瑜伽作为怀孕和产后期LBP的一种可能的治疗方案的好处，而且还确定了需要这方面的进一步研究。

5.3　对临床医生的影响

我们的研究结果表明，临床医生可以考虑向有PR-LBPP的孕妇推荐瑜伽疗法和低强度到中等强度的体育锻炼方案。这些干预措施可能有助于减轻疼痛、压力和相关症状，并提高生活质量。专注于稳定性、强化和放松的练习对于PR-LBPP可能特别有帮助。然而，由于各种小型研究存在各种方法上的弱点，证据的强度是有限的。因此，临床医生应遵循ACOG关于怀孕期间有氧运动禁忌证的指导原则[38]，并应向妇女强调，她们应该通过产前培训进行受教师监督的课程练习。

5.4　对未来研究的影响

从我们的回顾中有几点启示，调查人员可以用来改进对患有PR-LBPP妇女的未来研究的设计。参与者纳入和排除标准应解决PR-LBPP和胎龄的定义特征，以提高参与者群体的同质性，应包括适当的疼痛严重程度和干预措施以及其他病人报告的结果（情绪，对婴儿进行护理活动的能力，例如提升/放置婴儿床、母乳喂养等）。应考虑促进依从和保留，同时确保比较组得到同等的关注。最后一点特别重要，因为目前没有参加体育活动的妇女人数很多。根据我们的研究结果，一个强有力的研究设计必须包括足够数量的参与者，以确保实验的合理性。将这些因素纳入未来的研究将有助于加强以病人为中心的干预措施的证据基础，以解决PR-LBPP问题。

6 结论

综上所述，我们建议，尽管通过体力活动和瑜伽干预降低PR-LBPP症状有很大的潜力，但关于这些方法也存在一些知识上的空白。报告结果的差异突出表明，需要使用共同数据要素或一套标准的结果计量，以最大限度地解释各项研究的结果。目前的文献中都存在关于这些方法论的问题，还需要进行更多的研究，以找出更有效的方法，以增加怀孕期间开始和保持参与体育活动或瑜伽的程度。从我们的研究结果来看，建议临床医生可以考虑推荐非药物的治疗方案，因为这些方法对妇女的疼痛和其他症状有好处，包括从压力和抑郁到分娩的自我效能。以患者为中心的方法，将妇女的治疗偏好与循证的体力活动和瑜伽干预结合起来，可以提供一种缓解PR-LBPP的范例，同时促进母亲和婴儿的积极行为改变。

参考文献

[1]U.S. Burden of Disease Collaborators. The state of U.S. health,1990-2010: Burden of diseases, injuries, and risk factors[J].JAMA,2013,310(6):591-606.

[2]Malmqvist, S., Kjaermann, I., Andersen, K., Okland, I., Bronnick, K., &Larsen, J. P. Prevalence of low back and pelvic pain during pregnancy in a Norwegian population[J]. Journal of Manipulative and Physiological Therapeutics,2012,35(4): 272-278.

[3]Vermani, E., Mittal, R., & Weeks, A. Pelvic girdle pain and low back pain in pregnancy: A review[J]. Pain Practice,2010,10(1):60-71.

[4]Wu, W. H., Meijer, O. G., Uegaki, K., Mens, J. M. A., van Dieen, J. H.,Wuisman, P. I. J. M., & Ostgaard, H. C. Pregnancy related pelvic girdle

pain I: Terminology, clinical presentation, and prevalence[J]. European Spine Journal,2004,13(7):575-589.

[5]Chang, H.-Y., Yang, Y.-L., Jensen, M. P., Lee, C.-N., & Lai, Y.-H. The experience of and coping with lumbopelvic pain among pregnant women in Taiwan[J]. Pain Medicine,2011,12(6):846-853.

[6]Wang, S. M., DeZinno, P., Fermo, L., William, K., Caldwell-Andrews, A.A., Bravemen, F., & Kain, Z. N. Complementary and alternative medicine for low-back pain in pregnancy:A crosssectional survey[J]. Journal of Alternative & Complementary Medicine,2005,11(3):459-464.

[7]Noren, L., Ostgaard, S., Johansson, G., & Ostgaard, H. C. Lumbar back and posterior pelvic pain during pregnancy: A3-year follow-up[J]. European Spine Journal,2002,11(3):267-271.

[8]Bergstrom, C., Persson, M., & Mogren, I. Pregnancy-related low back pain and pelvic girdle pain approximately 14 months after pregnancy: Pain status, self-rated health and family situation[J]. BMC Pregnancy and Childbirth, 2014,14(48):56-67.

[9]Bergstrom, C., Persson, M., & Mogren, I. Sick leave and healthcare utilisation in women reporting pregnancy related low back pain and/ or pelvic girdle pain at 14 months postpartum[J].Chiropractic & Manual Therapies,2016,24(7):33-45.

[10]Gutke, A., Lundberg, M., Ostgaard, H. C., & Oberg, B. Impact of postpartum lumbopelvic pain on disability, pain intensity,health-related quality of life, activity level, kinesiophobia, and depressive symptoms[J]. European Spine Journal,2011, 20(3):440-448.

[11]Bjelland, E. K., Stuge, B., Engdahl, B., & Eberhard-Gran, M. The effect of emotional distress on persistent pelvic girdle pain after delivery: A longitudinal population study[J]. BJOG: An International Journal of Obstetrics and Gynaecology, 2013,120(1):32-40.

[12]Olsson, C. B., Nilsson-Wikmar, L., & Grooten, W. J. A. Determinants for lumbopelvic pain 6 months postpartum[J].Disability and Rehabilitation,2012, 34(5): 416-422.

[13]Robinson, H. S., Vollestad, N. K., & Veierod, M. B. Clinical course of pelvic girdle pain postpartum-impact of clinical findings in late pregnancy[J]. Manual Therapy, 2014,19(3):190-196.

[14]Persson, M., Winkvist, A., Dahlgren, L., & Mogren, I.. "Struggling with daily life and enduring pain": A qualitative study of the experiences of pregnant women living with pelvic girdle pain[J].BMC Pregnancy and Childbirth,2013,13(5):111.

[15]Borg-Stein, J., Dugan, S. A., & Gruber, J. Musculoskeletal aspects of

pregnancy[J]. American Journal of Physical Medicine & Rehabilitation, 2005, 84(3): 180-192.

[16]Mota, M. J., Cardoso, M., Carvalho, A., Marques, A., Sa-Couto, P., &Demain, S. Women' s experiences of low back pain during pregnancy[J]. Journal of Back and Musculoskeletal Rehabilitation, 2014,28(2):351-357.

[17]Ekdahl, L., & Petersson, K. Acupuncture treatment of pregnant women with low back and pelvic pain: An intervention study[J].Scandinavian Journal of Caring Sciences, 2010,24(1):175-182.

[18]Sadr, S., Pourkiani-Allah-Abad, N., & Stuber, K. J. The treatment experience of patients with low back pain during pregnancy and their chiropractors: A qualitative study[J]. Chiropractic& Manual Therapies,2012,20(1):32.

[19]Beddoe, A. E., Paul Yang, C. P., Kennedy, H. P., Weiss, S. J., & Lee, K.A. The effects of mindfulness-based yoga during pregnancy on maternal psychological and physical distress[J]. Journal of Obstetric, Gynecologic, & Neonatal Nursing, 2009, 38(3):310-319.

[20]Martins, R. F., & Pinto e Silva, J. L. Treatment of pregnancy related lumbar and pelvic girdle pain by the yoga method: A randomized controlled study[J]. Journal of Alternative and Complementary Medicine,2014,20(1):24-31.

[21]Sun, Y. C., Hung, Y. C., Chang, Y., & Kuo, S. C. Effects of a prenatal yoga programme on the discomforts of pregnancy and maternal childbirth self-efficacy in Taiwan[J]. Midwifery,2010,26(6):e31–e36.

[22]Akmese, Z. B., & Oran, N. T. Effects of progressive muscle relaxation exercises accompanied by music on low back pain and quality of life during pregnancy[J]. Journal of Midwifery &Women' s Health, 2014,59(5):503-509.

[23]Eggen, M. H., Stuge, B., Mowinckel, P., Jensen, K. S., & Hagen, K. B. Can supervised group exercises including ergonomic advice reduce the prevalence and severity of low back pain and pelvic girdle pain in pregnancy? A randomized controlled trial[J]. Physical Therapy, 2012,92(6):781-790.

[24]Haakstad, L. A. H., & Bø, K. Effect of a regular exercise programme on pelvic girdle and low back pain in previously inactive pregnant women: A randomized controlled trial[J]. Journal of Rehabilitation Medicine,2015,47(3):229-234.

[25]Kluge, J., Hall, D., Louw, Q., Theron, G., & Grove, D. Specific exercises to treat pregnancy-related low back pain in a South African population[J]. International Journal of Gynaecology and Obstetrics,2011,113(3):187-191.

[26]Mørkved, S., Salvesen, K. A., Schei, B., Lydersen, S., & Bø, K. Does group training during pregnancy prevent lumbopelvicpain? A randomized clinical trial[J]. Acta Obstetricia et Gynecologica Scandinavica,2007,86(3):276-282.

[27]Peterson, C. D., Haas, M., & Gregory, W. T. A pilot randomized controlled trial comparing the efficacy of exercise, spinal manipulation, and neuro emotional technique for the treatment of pregnancy-related low back pain[J]. Chiropractic & Manual Therapies,2012,20(1):18.

[28]Stafne, S. N., Salvesen, K. A., Romundstad, P. R., Stuge, B., &Mørkved, S. Does regular exercise during pregnancy influence lumbopelvic pain? A randomized controlled trial[J]. Acta Obstetricia et Gynecologica Scandinavica, 2012, 91(5): 552-559.

[29]Kashanian, M., Akbari, Z., & Alizadeh, M. H. The effect of exercise on back pain and lordosis in pregnant women[J]. International Journal of Gynaecology and Obstetrics,2009,107(2):160-161.

[30]George, J. W., Skaggs, C. D., Thompson, P. A., Nelson, D. M., Gavard, J. A., & Gross, G. A. A randomized controlled trial comparing a multimodal intervention and standard obstetrics care for low back and pelvic pain in pregnancy[J]. American Journal of Obstetrics and Gynecology,2013,208(4):295.e1-295.e7.

[31]Nilsson-Wikmar, L., Holm, K., Oijerstedt, R., & Harms-Ringdahl, K. Effect of three different physical therapy treatments on pain and activity in pregnant women with pelvic girdle pain: A randomized clinical trial with 3, 6, and 12 months follow-up postpartum[J]. Spine, 2005,30(8):850-856.

[32]Elden, H., Ladfors, L., Olsen, M. F., Ostgaard, H.-C., & Hagberg, H. Effects of acupuncture and stabilising exercises as adjunct to standard treatment in pregnant women with pelvic girdle pain: Randomised single blind controlled trial[J]. BMJ, 2005,330(7494):761.

[33]Yan, C.-F., Hung, Y.-C., Gau, M.-L., & Lin, K.-C. Effects of a stability ball exercise programme on low back pain and daily life interference during pregnancy[J]. Midwifery,2014,30(4):412-419.

[34]Mousavi, S. J., Parnianpour, M., & Vleeming, A. Pregnancy related pelvic girdle pain and low back pain in an Iranian population[J]. Spine,2007,32(3):E100-E104.

[35]Gjestland, K., Bo, K., Owe, K. M., & Eberhard-Gran, M. Do pregnant women follow exercise guidelines? Prevalence data among 3482 women, and prediction of low-back pain, pelvic girdle pain and depression[J].British Journal of Sports Medicine,2013,47(8):515-520.

[36]Thorell, E., & Kristiansson, P. Pregnancy related back pain, is it related to aerobic fitness? A longitudinal cohort study[J]. BMCPregnancy and Childbirth,2012, 12:30.

[37]Penick, V., & Liddle, S. D. Interventions for preventing and treating pelvic and back pain in pregnancy[J].The Cochrane Database of Systematic

Reviews, 2013(8):CD001139.

[38]American College for Obstetricians and Gynecologicsts. ACOG committee opinion No. 650: Physical activity and exercise during pregnancy and the postpartum period[J]. Obstetrics and Gynecology,2015,126(6):e135–e142.

[39]Mogren, I. M. Previous physical activity decreases the risk of low back pain and pelvic pain during pregnancy[J].Scandinavian Journal of Public Health,2005, 33(4):300-306.

[40]Owe, K. M., Bjelland, E. K., Stuge, B., Orsini, N., Eberhard-Gran, M., &Vangen, S. Exercise level before pregnancy and engaging in high-impact sports reduce the risk of pelvic girdle pain: A population-based cohort study of 39184 women[J]. British Journal of Sports Medicine,2015,3(8):233-245.

[41]Hagstromer, M., Oja, P., & Sjostrom, M. Physical activity and inactivity in an adult population assessed by accelerometry[J].Medicine and Science in Sports and Exercise,2007,39(9):1502-1508.

[42]Evenson, K. R., & Wen, F. National trends in self-reported physical activity and sedentary behaviors among pregnant women: NHANES 1999-2006[J]. Preventive Medicine,2010,50(3):123-128.

[43]Starkweather, A. R., Lyon, D. E., Kinser, P., Heineman, A., Sturgill, J. L.,Deng, X.,Dorsey, S. G. Comparison of low back pain recovery and persistence: A descriptive study of characteristics at pain onset[J]. Biological Research for Nursing, 2016,18(4):401-410.

[44]Webster, L. R., & Markman, J. Medical management of chronic low back pain: Efficacy and outcomes[J].Neuromodulation: Journal of the International Neuromodulation Society,2014,17(Suppl.2):18-23.

[45]Liddle, S. D., & Pennick, V. Interventions for preventing and treating low-back and pelvic pain during pregnancy[J]. The Cochrane Database of Systematic Reviews, 2015(9):CD001139.

[46]Goyal, M., & Haythornthwaite, J. A. Is it time to make mindbody approaches available for chronic low back pain[J]? Journal of the American Medical Ass ociation,2016,315(12):1236-1237.

[47]Battle, C. L., Uebelacker, L. A., Magee, S. R., Sutton, K. A., & Miller, I.W.. Potential for prenatal yoga to serve as an intervention to treat depression during pregnancy[J]. Women's Health Issues,2015,25(2):134-141.

[48]Bershadsky, S., Trumpfheller, L., Kimble, H. B., Pipaloff, D., & Yim, I. S. The effect of prenatal Hatha yoga on affect, cortisol and depressive symptoms[J]. Complementary Therapies in Clinical Practice,2014,20(2):106-113.

[49]Davis, K., Goodman, S. H., Leiferman, J., Taylor, M., & Dimidjian, S. A randomized controlled trial of yoga for pregnant women with symptoms of depression and anxiety[J]. Complementary Therapies in Clinical Practice,

2015,21(3):166-172.

[50]Field, T., Diego, M., Delgado, J., & Medina, L. Yoga and social support reduce prenatal depression, anxiety and cortisol[J].Journal of Bodywork and Movement Therapies,2013,17(4):397-403.

[51]Rakhshani, A., Nagarathna, R., Mhaskar, R., Mhaskar, A., Thomas, A.,& Gunasheela, S. Effects of yoga on utero-fetalplacental circulation in high-risk pregnancy: A randomized controlled trial[J]. Advances in Preventive Medicine, 2015, 373041.

[52]Steel, A., Adams, J., Sibbritt, D., Broom, A., Frawley, J., & Gallois, C.. Relationship between complementary and alternative medicine use and incidence of adverse birth outcomes: An examination of a nationally representative sample of 1835 Australian women[J]. Midwifery, 2014,30(12):1157-1165.

[53]Youngwanichsetha, S., Phumdoung, S., & Ingkathawornwong, T. The effects of mindfulness eating and yoga exercise on blood sugar levels of pregnant women with gestational diabetes mellitus[J]. Applied Nursing Research,2014,27(4):227-230.

[54]Jayashree, R., Malini, A., Rakhshani, A., Nagendra, H., Gunasheela,S., & Nagarathna, R.. Effect of the integrated approach of yoga therapy on platelet count and uric acid in pregnancy: A multicenter stratified randomized single-blind study[J]. International Journal of Yoga,2013,6(1):39-46.

[55]Satyapriya, M., Nagendra, H. R., Nagarathna, R., & Padmalatha, V. Effect of integrated yoga on stress and heart rate variability in pregnant women[J]. International Journal of Gynaecology & Obstetrics,2009,104(3):218-222.

[56]Rakhshani, A., Maharana, S., Raghuram, N., Nagendra, H. R., &Venkatram, P. Effects of integrated yoga on quality of life and interpersonal relationship of pregnant women. Quality of Life Research: An International Journal of Quality of Life Aspects of Treatment[J].Care and Rehabilitation, 2010,19(10):1447-1455.

[57]Saper, R. B., Sherman, K. J., Cullum-Dugan, D., Davis, R. B., Phillips,R. S., & Culpepper, L. Yoga for chronic low back pain in a predominantly minority population: A pilot randomized controlled trial[J]. Alternative Therapies in Health and Medicine,2009,15(6):18-27.

[58]Sherman, K. J., Cherkin, D. C., Wellman, R. D., Cook, A. J., Hawkes,R. J., Delaney, K., & Deyo, R. A. A randomized trial comparing yoga, stretching, and a self-care book for chronic low back pain[J]. Archives of Internal Medicine,2011, 171(22):2019-2026.

[59]Tekur, P., Chametcha, S., Hongasandra, R. N., & Raghuram, N. Effect of yoga on quality of life of CLBP patients: A randomized control study[J].

International Journal of Yoga,2010,3(1):10-17.

[60]Tilbrook, H. E., Cox, H., Hewitt, C. E., Kang'ombe, A. R.,Chuang, L.-H., Jayakody, S.,Torgerson, D. J. Yoga for chronic low back pain: A randomized trial[J]. Annals of Internal Medicine, 2011,155(9):569-578.

[61]Kinser, P., Elswick, R., & Kornstein, S. Long-term effects of a mind-body intervention for women with major depressive disorder: Sustained mental health improvements with yoga[J]. Archives of Psychiatric Nursing, 2014,28(6):377-383.

[62]Kinser, P. A., Goehler, L. E., & Taylor, A. G. How might yoga help depression? A neurobiological perspective[J]. EXPLORE:The Journal of Science and Healing, 2012,8(2):118-126.

[63]Kinser, P., & Masho, S. "Yoga was my saving grace": The experience of women who practice prenatal yoga. Journal of the American Psychiatric Nurses[J].Association,2015,21(5):319-326.

[64]Tekur, P., Nagarathna, R., Chametcha, S., Hankey, A., & Nagendra, H.R. A comprehensive yoga programs improves pain,anxiety and depression in chronic low back pain patients more than exercise: An RCT[J]. Complementary Therapies in Medicine, 2012,20(3):107-118.

[65]Williams, K., Abildso, C., Steinberg, L., Doyle, E., Epstein, B., Smith,D., Cooper, L. Evaluation of the effectiveness and efficacy of Iyengar yoga therapy on chronic low back pain[J].Spine,2009,34(19):2066-2076.

孕期体育活动健康促进研究进展

Research Progress of Health Promotion of Sports Activities in Pregnancy

张红品　孟祥新　丁焕香　孟　瑞

ZHANG Hongpin，MENG Xiangxin，
DING Huanxiang，MENG Rui

摘要： 运动作为一种健康促进手段，能够有效提高母婴健康水平。对国内外孕期体育活动的历史发展进行梳理与总结，发现孕期女性体育活动经历了被限制、被承认到被强烈推荐的发展历程。通过分析孕期体育活动对母婴多方面健康的影响，发现适度的体育活动可降低母体妊娠期体重的过度增加和妊娠期糖尿病、妊娠期高血压和先兆子痫的风险，可减少剖宫产的风险和增加自然分娩的可能性，不会增加新生儿的风险，但长时间剧烈运动带来的潜在风险不能忽视，需要对风险和锻炼的积极效果收益之间的利弊进行更好的权衡。在此基础上提供了孕期运动处方的建议以及健康促进途径的升级优化策略，建议应多加强实证研究，以掌握孕期体育活动的剂量反应效应，尽早建立我国孕期女性运动处方库，并针对孕期女性不同孕周期的特点，创新更科学、可行的研究方法及研究工具或技术。

关键词：孕期体育活动　体重控制　妊娠期并发症　妊娠结局　运动处方　"体医融合"

Abstract: As a means of health promotion, sports can effectively improve the health level of mothers and infants. This paper analyzes and summarizes the historical development of pregnancy sports at home and abroad, and finds that the development of pregnancy women's sports has experienced from being limited to being recognized to being strongly recommended. By analyzing the influence of physical activity during pregnancy on the health of mother and infant in many aspects, it is found that moderate physical activity can reduce the risk of excessive weight increase during pregnancy, gestational diabetes, pregnancy hypertension and preeclampsia, reduce the risk of cesarean section and increase the possibility of natural delivery, not increase the risk of newborn. However, the potential risk of long-term intensive exercise cannot be ignored and there is a need to better balance the advantages and disadvantages between risk and the positive effect of exercise. On this basis, this paper provides suggestions on the sports prescription during pregnancy and the upgrading and optimization strategies of health promotion approaches, and puts forward suggestions for research that should strengthen empirical research to master the dose-response effect of sports activities during pregnancy, and establish the Chinese women's sports prescription library as early as possible, carry out more accurate research according to the characteristics of different pregnancy cycles of pregnant women, innovate and improve the science study and feasible research methods and research tools or technologies.

Keywords: physical activity during pregnancy; weight control; pregnancy complications; pregnancy outcome; exercise prescription; "integration of sports and medicine"

前言

2019年6月，国务院印发了《关于实施健康中国行动的意见》，明确了《健康中国行动（2019－2030年）》的具体目标和任务，旨在维护全生命周期的健康，同时也明确了体育在健康促进中的重要作用。妇幼健康是全民健康的基础，如何采取有效措施保障孕产妇安全，减少妊娠期并发症，降低孕期各种生理和心理的不适，促进孕妇顺利自然生产，并提高胎儿出生质量，是家庭和社会努力的方向。1998年，世界卫生组织提出了"妊娠人生大事，务使母婴安全"的号召，呼吁全球重视孕期保健服务。目前，我国孕期保健主要包括孕前遗传病筛查，孕期常规孕检，并提供营养、心理等咨询服务，以及加强妊娠期糖尿病、高血压等并发症的管理等。体育锻炼作为一种健康促进的重要手段，在整个孕期可以发挥积极的影响。国外关于体育活动对孕期母婴健康促进作用的研究较多，认为适度的体育活动有利于母婴的健康促进[1-3]。但体育活动对孕期女性也会带来潜在风险。因此如何确定科学的锻炼方式、强度、时间、频率等需要大量的实验验证。本文通过超星、中国知网、PubMed、Scopus和Embase等数据库对大量文献进行搜索、整理，评估有关孕期运动的益处，进一步阐明妊娠期体育活动对女性妊娠期并发症、妊娠结局以及子代的影响等，并提供问题解决的策略方法和途径。

1　孕期体育活动研究的历史概况

1.1　国外孕期体育活动的历史发展

最早出现的孕期体育活动的建议在很大程度上反映的是当时的文化和社会规范，而不是来源于科学的评估[4]。18世纪，虽然孕期女性的体育活动被认为是有益的，可适当减少胎儿尺寸，利于分娩[5]，但同时也对一些体育活动进行了限制，如跳舞和骑马。19世纪末至20世纪初，Briend[6]发表了第一份关于母体体育活动与胎儿出生结果之间关系的科学研究，重点探讨了胎儿出生体重的决定因素。研究认为胎儿出生体重低主要归因于孕期女性的职业特点和体育活动水平的提高，而出生体重较高则归因于孕期女性的休息较多。20世纪初，适度的体育活动被定义为每天至少步行2～6英里（3.22～9.66km）。20世纪20年代至30年代，美国推出了孕期运动计划以降低分娩困难，该计划推荐了科学的呼吸模式和体育活动模式，以帮助改善孕期女性的肌肉张力，减轻分娩疼痛，改善胎儿氧合，并促进产后体重减轻[4]。1949年，美国儿童局发布了一项关于孕期体育活动的标准建议，在没有孕期并发症的情况下，孕期女性可以继续做家务、园艺、散步，甚至偶尔游泳，但应避免参加剧烈体育活动[7-8]。1985年，美国妇产科医师学会（American College of Obstetrics and Gyencology, ACOG）发布了第一份产前体育活动指南。指南对大多数有氧运动的安全性表示认同，但提出在跑步等高冲击活动时要谨慎，并针对活动的持续时间（剧烈运动时不超过15min）、心率（不超过140次/min）和核心体温（不超过38℃）等方面给出了建议。Clapp[9]发现，与久坐对照组或产前体育活动降低的孕期女性相比，孕期内继续进行中等强度到高强度运动的孕期女性其婴儿出生体重降低了300～500g，但降低幅度仍然在正常范围内，2组早产风险无显著差异。

　　1994年经修订的ACOG指南去除了孕期女性体育活动心率和运动时间的限制。2002年ACOG发布了新的指导方针，建议在一周的大部分时间内，孕期女性在没有医疗、产科并发症的情况下可进行30min中等强度的体育活动，并认为参与广泛的娱乐性体育活动是安全的。与ACOG一致，美国卫生与公众服务部（United States Department of Health and Human Services，HHS）发布了2008 Physical Activity Guidelines for Americans（《2008美国人身体活动指南》），该指南建议没有产科、医疗并发症的孕期女性每周至少进行150min中等强度的体育活动。2002年的ACOG指南和《2008美国人身体活动指南》均为中等强度体育活动的安全性提供了科学依据。

2015年，ACOG更新其2002年的指导方针，鼓励非异常妊娠女性积极参加有氧和力量体能锻炼，包括跑步、骑健身车以及改进版瑜伽，并发布了2项有关产前肥胖及运动的新指南，指出了妊娠期间及产后运动对预防或纠正孕期体重问题的重要性，强调在妊娠前及妊娠期间要对超重及肥胖女性进行临床管理，让其定期运动以预防或纠正妊娠期体重过度增加（excessive gestational weight gain，GWG）及肥胖。

21世纪初的近20年中，评估孕期体育活动对孕期女性和胎儿健康影响的研究有所增加，研究的范围也逐渐扩大，包括孕期运动对孕期女性和胎儿心血管[10-11]、骨骼[12-13]、神经[14-15]、呼吸[16-17]、免疫[18-19]等影响的研究。涉及的运动干预方式除了步行[20]、骑自行车[21]、游泳[1]等常见有氧形式，还包括瑜伽[22]、健身操[23]、普拉提[24]等集有氧、柔韧和力量为一体的新兴运动项目。运动强度主要以小强度到中等强度为主[20-21]，大强度的运动干预研究相对较少。

1.2 国内孕期体育活动发展的现状

近年来，随着国人的健身意识不断提高，不少年轻女性在怀孕后仍不放弃运动，所以进行孕期体育活动的人数比例逐步攀升，运动类型也趋于多元化。瑜伽、普拉提、康复健身操等项目为我国很多孕期女性所喜爱，运动强度也在不断加大，围绕这些项目对母婴健康影响的研究也开始增多。林微[25]通过实验对照发现，孕期女性练习瑜伽能提高初产妇的自然分娩率，减少会阴损伤。姚晓燕[26]的研究也证实，孕期女性练习普拉提能提高其自然分娩率，缩短产程，改善分娩结局。

受到传统孕育观念的影响，我国孕期体育活动的参与率与美国等国家相比依然较低，针对孕期运动效果的验证性研究也较少，大规模人群的统计学分析资料更少，所采用的测量工具也主要以各种计步器或回顾调查问卷形式，其科学性、准确性、严谨性、规范性、代表性都有一定局限。

2 孕期体育活动与母婴体重控制

妊娠期体重过度增加（GWG）是导致女性产后体重滞留甚至永久性肥胖的重要原因，母体肥胖增加了妊娠相关并发症的风险，如先兆子痫、妊娠糖尿病、死产和剖宫产率[27]。这些不良结果使母体肥胖受到关注，并普遍认为GWG是健康和疾病发展根源的一个促成因素[28-29]。因此，对女性孕期实施健康体重干预是女性健康的重要保障之一。不良的生活方式，如不健康的饮食、久坐时间的增加、缺乏足够的体力活动等都是引起孕期体重超重的重要因素。目前，对孕期体重控制的研究主要集中于对孕期女性进行生活方式的干预以限制GWG的效果观察。Thangaratinam等[30]回顾了44项随机对照试验（7278名孕期女性），其中评估了包括饮食、体育活动以及两者结合的3种干预模式对孕期女性体重的影响。结果表明，与对照组相比，3种干预模式均能显著降低GWG。通过比较，饮食干预在减少体重增加方面最有效，平均体重减少3.84kg，而单纯体育活动和混合干预（饮食结合体育活动）的方法分别为0.72kg和1.06kg。这一发现得到了Hill等[31]研究结果的证实。Hui等[32]的研究发现，生活方式的干预措施（增加体力活动和减少碳水化合物摄入）只降低了孕前体重指数（body mass index，BMI）正常的孕期女性GWG，而孕前BMI超重的孕期女性没有改变。Nascimento等[33]研究认为，规律的运动可以有效减少BMI超重的孕期女性GWG。

目前，对孕期体重的管理主要是对女性孕期生活方式的管理，运动和饮食是最重要的2个方面。饮食搭配不合理以及缺乏必要的体育锻炼容易造成能量过剩，引起GWG。因此，控制

GWG应该从饮食和运动2个方面综合干预。

肥胖的孕期女性代谢环境的异常可能导致胎儿遗传学和表观遗传学的永久改变，肥胖引起的代谢功能的胎儿规划可能会使子代肥胖长久化[34]。目前，体育活动被证明对这一公共卫生问题的预防是有效和可行的。Mourtakos等[35]调查发现，母体孕期体育活动水平与其子代8岁的肥胖率呈显著负相关。Mattran等[36]发现，孕期较高的体育活动水平与较低的幼儿体重，较低的体重/身高比有关，表明孕期体育活动对子代的益处延展到了儿童时期，儿童时期的肥胖对成年肥胖有很强的预测作用，因此，孕期母体进行活跃的体育活动会对子代产生长远的健康影响。

3 孕期体育活动与妊娠并发症

3.1 孕期体育活动与妊娠期糖尿病

妊娠并发症是指孕期女性在妊娠期出现的所有病理症状，包括妊娠期糖尿病、妊娠期高血压、先兆子痫等，它已成为严重影响母婴健康的公共卫生问题之一。妊娠并发症影响因素较多且较为复杂，但越来越多的证据表明，适度的体育活动可降低妊娠并发症的风险。通过对妊娠糖期尿病（gestational diabetes mellitus，GDM）的大量研究[1,37]，证实体育活动的效果显著，且需达到中等强度[38-39]，时间控制在30~60min/次，频率3~4次/周，形式是以大肌肉群为主的动力性运动，如步行、慢跑、固定自行车、游泳、爬楼梯、太极等[40]。体育活动降低GDM发病率的机制在于体育活动降低了胎儿心脏的活性氧自由基（reactive oxygen species，ROS）和氧化应激[41]。解冰洁等[42]对我国6211例单胎孕期女性的调查研究发现，孕前超重和肥胖的孕期女性GDM发生率高于孕前BMI正常范围的孕期女性；孕前BMI较低GDM的发生率低于孕前BMI正常范围的孕期女性，说明孕前的体重控制是降低GDM的有效措施，因此，妊娠前开始体育活动以控制体重对降低GDM的风险效果更明显。

我国GDM发病率高达12%～25%，并有增高的趋势[43]。多数GDM患者糖代谢于产后恢复正常，但面临患Ⅱ型糖尿病的机会有所增加的问题。GDM临床经过复杂，可能会引起流产、胎儿畸形等。虽然GDM的发生率越来越高，但饮食管理和体育锻炼却可有效改善和控制大部分患者的血糖。目前，临床上对GDM的血糖控制以医生针对患者饮食、锻炼的健康教育以及患者的血糖自我监控为主。

3.2 孕期体育活动与妊娠期高血压

妊娠期高血压是妊娠期常见并发症，我国发病率较高，约为9.4%[44]，一般多发于40岁以上孕期女性，所造成的孕产妇死亡约占妊娠相关死亡总数的10%～25%，是孕产妇死亡的第二大原因[45]。Corin（一种在心脏中高度表达的Ⅱ型跨膜丝氨酸蛋白酶）的异常表达可能参与了妊娠期高血压的形成机制[46]。有研究证实，普通人群的高血压除了药物控制，运动的降压效果也很明显[47]，而运动对妊娠期高血压的控制作用也已得到证实。Garnæs等[48]研究发现，3次/周，35min/次的中等强度耐力运动和25min/次的力量组合训练可显著降低妊娠后期的收缩压。Magro-Malosso等[2]对5075名孕期女性17项试验的Meta分析，发现30～60 min/次，2～7次/周的孕期有氧运动显著降低了妊娠期高血压的风险。刘新华等[49]对孕期女性从孕中期到产后实施养生保健操的运动干预，显示运动干预可以显著降低血压升高幅度或缓解血压变化的幅度。因此，除了饮食和药物，体育活动应该成为妊娠期高血压的重要控制手段。

3.3　孕期体育活动与先兆子痫

先兆子痫多发生在孕20周之后，除了高血压之外，还会出现蛋白尿、全身性水肿等症状，影响到全世界高达8%的妊娠女性，是导致孕产妇和胎儿发病、死亡的主要原因[50]。绒毛外滋养细胞侵袭能力不足导致子宫螺旋动脉重铸障碍，子宫-胎盘血流灌注不足，胎盘绒毛缺血再灌注损伤是先兆子痫的产生机制[51]。研究认为，体育运动可增加副交感神经活动，引起心动徐缓，降低静息心率和血压，因此可显著降低子痫前期风险[52]。Sorensen等[53]研究发现，孕期任何常规的体育活动均可降低子痫前期的风险（35%），且从整个孕周期来看，体育活动越早，效果越好。此外运动强度和运动形式的不同，效果有所差异，如从事轻度或中度活动（MET<6）的孕期女性风险降低24%，参加剧烈活动（MET≥6）的孕期女性风险减少了54%，快步行走（平均步行速度≥3 m/h）与完全不行走的孕期女性相比，风险降低了30%～33%。

拉伸运动通过刺激肌肉的本体感受器可调节自主神经系统的活动，从而控制血压的变化[54]，有利于降低先兆子痫发病率。Yeo等[55]发现，参加每日拉伸练习的孕期女性先兆子痫发病率相比进行步行运动的明显较低。Awad等[3]将年龄25～35岁，孕龄超过24周，体重指数不超过35kg/m²的轻度先兆子痫初产妇分为2组，分别进行3次/周，共6周的拉伸训练和自生训练（包括6个部分：肢体沉重训练、上腹部发暖训练、前额发凉训练、肢体发暖训练、心脏训练），结果显示，2种运动方式均可显著降低患者血压（收缩压和舒张压）与蛋白尿水平，且2种运动方式之间无显著性差异，说明拉伸训练和自生训练都是可降低先兆子痫发病率的非药物有效方法。

4　孕期体育活动与妊娠结局和分娩方式

4.1　孕期体育活动与妊娠结局

有研究认为，体育活动会引起交感神经系统引发的生理和心理应激，从而导致儿茶酚胺和前列腺素水平升高，子宫肌肉活动受到刺激，导致子宫收缩，引起早产风险[56]。但Di Mascio等[57]和Kahn等[58]指出，适度的运动不会增加早产的风险。Sanabria-Martinez等[59]的Meta分析，评估了3044例孕期运动对新生儿结局的影响，认为分娩时的胎龄与早产的发生率运动组和非运动组间无显著性差异，2组间早产率相似（体力活动干预组29/1548=1.9%，对照组26/1496=1.7%）。雷凌瑞等[60]调查发现，营养指导结合有氧运动干预可提高女性分娩胎位正常率，且适量运动可缩短产程。Kirsti等[61]对BMI＞28kg/m²的孕期女性从孕早期到分娩实施3次/周的运动干预，包括35min/次的中等强度步行、跑步和25min/次的力量训练，发现运动组分娩时平均胎龄为39.1周，对照组为39.5周，无显著性差异；运动组剖宫产率24%，对照组17%，无显著性差异，说明超重和肥胖女性孕期进行有监督的体育锻炼不会影响胎儿和产妇分娩时的结局。

　　虽然中等运动强度的运动干预基本证实不会影响分娩结局，但长时间大强度或高频率的运动对妊娠结局的影响还有待研究。Egeland等[62]对挪威8478名孕产妇历时5.5年的随访调查发现，孕期剧烈运动时，每周≥3h比＜1h死产风险增加，表明孕期长时间剧烈运动可能是死产潜在危险因素。Hilde等[63]通过孕期问卷调查，了解孕期女性体育锻炼情况以及通过产后医院信息查询获取其胎盘和胎儿重量等信息，对挪威80 515例单胎妊娠产妇进行了前瞻性调查研究，发现随着孕期运动频率的增加，胎盘重量有降低的趋势，但胎盘同胎儿出生体重的比率与锻炼的频率无关。因此，大运动量的体育活动对胎盘生长及胎儿生长发育的影响均不确定，但带来的风险不能忽视。

4.2　孕期体育活动与分娩方式

有研究认为，怀孕期间的体育活动减少了剖宫产的风险，并增加了自然分娩的可能性[64-65]。Erdelyi[66]发现，匈牙利运动员与非运动员相比剖宫产的风险降低了50%。Clapp[9]的研究表明，在怀孕期间继续运动的运动员剖宫产和阴道手术分娩的频率较低。此外，Hall等[67]的报告显示，参与大强度运动的女性的剖宫产发生率为6.7%，而久坐女性的剖宫产发生率为28.1%。Takami等[68]通过对日本92 796名孕产妇的回顾调查分析，认为不管是西方还是东方女性在孕期进行适度体育活动都不会增加剖宫产的风险。但有研究表明，怀孕期间的运动与降低剖宫产风险无关[69]，这与Stafne等[70]和Chen等[71]的研究结论一致。因此，体力活动对分娩方式的影响尚未完全清楚，特别是对于超重和肥胖的女性[72]。

Domenjoz等[73]认为，孕期体育活动不会影响产钳分娩的风险。目前尚未发现针对运动影响产钳分娩机制的类似研究，原因可能在于产钳分娩的指征更多地取决于设备和主治医师的判断，因此，需要先明确产钳分娩指征后才能进一步考虑体育活动与产钳分娩之间的关系。

综上所述，体育活动对分娩方式的影响是积极的。目前，20%的健康孕期女性满足最低运动建议的条件，即20～30min的中等强度活动（如散步、快步行走、游泳）[74]，而进一步确定运动类型、运动强度、运动频率以及运动时间对妊娠结局的影响，将有助于促进运动成为女性孕期生活的一部分。

5　孕期运动处方

孕期体育活动的减少可能带来的妊娠期超重继而引发的GDM、妊娠期高血压、先兆子痫和剖宫产率升高等不良妊娠结局，应该引起足够的重视。调查发现，妊娠期不运动率在64.5%～91.5%，而且在妊娠后期更高[75]，大部分女性在怀孕期间活动不足的发生率从孕前的12.6%上升到孕期的21.6%，即使是在孕前积极从事体育活动的妇女，怀孕后活动量也会减少[76]。

5.1　运动频率和运动时间

加拿大和英国孕期运动指南建议孕妇每周应运动3～4次，15min/次，逐步增加到30min/次；丹麦和挪威以及ACOG的指南建议每天以平均强度运动至少30min；西班牙孕期运动指南建议2～3次/周，但没有具体说明持续时间；日本孕期运动指南建议2～3次/周，时间超过60min/次[77]。因此，2～4次/周的频率和

30min/次的运动时间被认为是有效和安全的（表1）。

表1　部分国家孕期运动指南建议的运动频率和运动持续时间
Table 1 Recommended frequency and duration of exercise in pregnancy exercise guidelines in some countries

国家	运动频率 / （次·周 -1）			运动持续时间 /min		
	2～3	3～4	每天	15～30	≥30	≥60
美国			√		√	
加拿大		√		√		
英国		√		√		
日本	√					√
丹麦			√		√	
挪威			√		√	
西班牙	√					

　　Cooper等[78]认为，锻炼计划开始时，可以从5min/天开始，每周增加5～10min，最终达到4次/周，30min/次。美国运动医学学会（American College of Sports Medicine,ACSM）[79]建议，即使处在孕中后期运动强度需降低的情况下，也要将至少15min/次、3次/周的有氧运动逐渐增加到30min/次、4次/周[80]，只要孕期女性感觉没有副作用，就可以继续运动[78]。此外，建议在有氧运动开始前和结束后分别进行10～15min的低强度热身和整理活动，如此保证每周累计达到大约150min的有氧运动量[81]，才能取得孕期体育健康促进的明显效果。另

外，日本孕期运动指南建议孕期女性运动时间应选择在10:00~14:00之间，因为此时间段内子宫收缩较少[82]。

5.2　运动强度

ACOG认为，60%~70%HRmax或50%~60%VO$_2$max强度对大多数孕期女性是安全的，日本孕期运动指南建议心率应≥150次/min[77]。加拿大和挪威孕期运动指南提出可进行大强度和高竞争力的体育活动，而澳大利亚孕期运动指南则指出医生需对孕期女性进行非常密切的观察[83]。

根据ACSM和ACOG的建议，综合确定3种孕期运动适宜强度的方法（表2）。第1种方法是在目标心率区内进行运动，该心率区根据参与者的体重指数、年龄和体质健康水平进行确定（美国运动医学学会，2019）[79]。第2种方法是根据自觉疲劳程度量表的评分，最高20分的量表在12~14分区间为合适强度，最高10分的量表在3~4分之间适宜[84]。第3种方法是"谈话测试"，即运动中能够保持谈话的适宜运动强度[84]。

如果孕期女性刚开始锻炼或已经持续到妊娠后期，建议其在目标心率区的低端锻炼。活跃和健康的孕期女性，在没有疲劳或妊娠并发症的情况下可以进展到目标心率区的上端。

表 2　孕期女性适宜强度的确定方法

Table 2　Determination method of suitable intensity of pregnant women

方法名称	确定方法的项目	项目	<20	20~29 低	20~29 活跃	20~29 良好	30~39 低	30~39 活跃	30~39 良好
目标心率	BMI < 25kg/m²	年龄/岁	<20	20~29			30~39		
		体质健康水平	—	低	活跃	良好	低	活跃	良好
		目标心率范围（次·min^{-1}）	140~155	129~144	135~150	145~160	128~144	130~145	140~156
	BMI ≥ 25kg/m²	年龄/岁	20~29	30~39					
		体质健康水平	—						
		目标心率范围（次/min）	102~124	101~120					
自觉疲劳程度量表	最高分/分		20	10					
	适度强度范围/分		12~14	3~4					
谈话测试	适度强度		运动中可保持谈话						

5.3　运动类型

步行是目前最受孕期女性青睐的运动类型[85]，大多数孕期女性在妊娠中，后期会选择步行而不是继续孕前体育活动类型。研究发现，即使30%VO_2max的小强度步行，也能提高久坐女性整个孕期的健康水平[85]，并证实超重和肥胖孕期女性可以达到每天10 000步[86]，因此，可通过设定每天步行10 000步的目标来激励久坐的孕期女性参加体育活动。从步行25min/次开始，每周增加2min/次，直到达到40min/次之后维持到分娩[86]。

各个国家孕期运动指南均建议，孕期体育活动类型除了步行，还可以选择游泳、固定自行车、低冲击类运动等使用大肌肉群的动态、有节奏的有氧活动。澳大利亚、加拿大、丹麦、挪威和英国孕期运动指南还建议孕期女性应进行抗阻运动[77]。此外，柔韧性运动也不容忽视[87]，瑜伽和普拉提是很好的集柔韧、力量和抗阻力为一体的拉伸运动，锻炼效果较好[78]。另外，水中运动也被认为是安全的，但水温不应超过32℃。研究证实，其中2种或3种运动方式的组合练习不会引起不良的妊娠结局，甚至比单一运动形式身体获益更大[88-89]。不建议孕期锻炼过度劳累以及进行剧烈有氧运动，也不鼓励举重和长跑[78]，应避免可能导致摔倒或创伤的活动和运动、仰卧姿势的运动、高空和潜水以及运动竞赛等[90]（图1）。

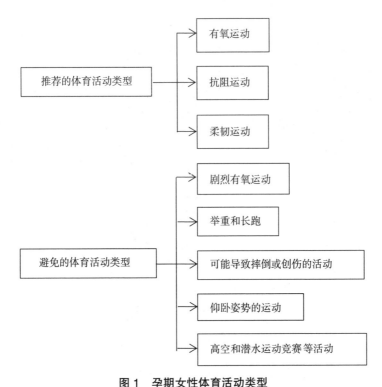

图 1　孕期女性体育活动类型

Figure 1　Types of sports activities for pregnant women

6　孕期女性体育健康促进途径的升级优化

在"健康中国"的国家战略全速推进中，如何将孕期女性体育健康促进与医疗服务更好融合，发挥"1+1>2"的效果，体育界和医疗界已携手促进孕产妇健康的"体医融合"。运动处方是"体医融合"的关键和结合点，讲究运动的安全性、科学性、有效性和可持续性[91]，因此，结合我国当前现状，提出孕产妇健康促进"体医融合"的以下途径（图2）。

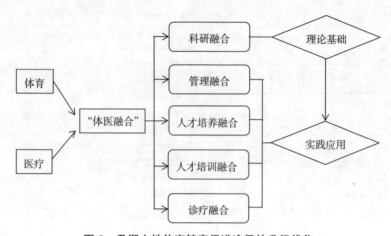

图 2　孕期女性体育健康促进途径的升级优化

Figure 2　Promotion and optimization of sports health of pregnant women

1）鼓励科研机构和高校开展科研领域的"体医融合"研究，实现科研层面的"体医融合"。因为没有科研领域中的"体医融合"，就没有应用中的"体医融合"。目前，我国应用的多为国外的研究结果，国内的相关领域研究成果较少[92]。

2）设置融合医学和体育学等相关学科的国家孕产妇健康促进管理中心，实现两者顶层管理机构的功能性融合。

3）高校设置孕产妇健康管理专业，融合相关医学和体育健康促进的专业课程，或进行相关医学专业和体育专业的联合培养，实现人才培养层面长远、基础的融合。

4）国家或社会机构加大对医疗专业人才体育健康促进知识的培训、体育学专业相关孕产妇医学知识的培训，加快目前亟需人才培养的步伐，实现现阶段孕产妇健康促进所需人才的融合。

5）妇幼保健院、各医院妇产科门诊医生和健身指导协同诊疗，分别开出医疗和体育活动的处方，形成一份完整的健康促进处方，实现孕产妇健康促进实施层面的融合。医院设置医疗和健身的融合诊疗，让孕产妇更容易接收到科学有效的健身信息，促进"体医融合"实施。

7 小结

7.1 当前研究的主要发现

尽管科学证据有了实质性进展，并不断发展促进孕期体育活动的指导方针，但大多数孕妇没有达到体育活动指导方针的要求，对母婴健康造成不利影响，这是一个亟待解决的社会公共卫生问题。怀孕期间的适度运动与母婴体重的控制，妊娠期糖尿病、妊娠期高血压、先兆子痫的风险降低有关，与早产和分娩方式的负面影响以及新生儿的风险无关。因此，政府、社会机构、民间团体等可运用健康频道、网站、微信、微博、移动客户端以及短视频等媒体方式，多渠道拓宽孕产妇体育健康促进的宣传路径，加大宣传力度，增强宣传时效，不断提升孕产妇的体育活动参与率，提高孕产妇和胎儿的健康水平。

7.2　对未来研究的思考与建议

1）加强实证研究，科学的形成我国孕产妇运动处方库。我国目前针对孕期女性的体育活动还没有明确详实的指南性文件，只有关于孕产期健康促进的指导性政策，缺乏详细的体育活动指导分析，可操作性不强。科研院所、高校等科研机构要更多关注孕产妇这个群体，开展更多具体研究。与国外研究相比，我国实证研究较少，需要更多学者克服困难开展更广泛的实证研究，来检验不同的体育活动类型、强度、频率和持续时间对母婴，特别是那些有肥胖危险因素的孕妇妊娠期体重增加、妊娠并发症、妊娠结局以及婴儿出生体重、生长及儿童肥胖等方面的影响，以检查和了解孕期体育活动的剂量反应效应，建立并逐步完善运动处方库。

2）针对孕妇不同孕周期的特点，开展更精准的研究。怀孕周期中每个时期胎儿生长发育速度不同，母婴体重增长幅度不同。孕期女性心理状态不断变化，对体育活动的生理和心理的接受度也在发生变化。因此，对孕期女性的体育活动健康促进的研究，要针对不同时期孕期女性的生理和心理特点，开展更精准的研究，形成更有针对性和可操作性的运动处方。

3）创新更科学、可行的研究方法及研究工具或技术。针对孕期女性群体，创新更科学、可行的研究方法及研究工具或技术，实现研究实施层面瓶颈的突破，如虚拟仿真技术可以对虚拟孕产妇实施不同运动类型、强度、时间等的各种体育活动模式的研究，可有效克服真实实验被试者难以招募、实验过程风险高的困难，促进实验研究的开展。

参考文献

[1] SANABRIA-MARTÍNEZ G, GARCÍA-HERMOSO A, POYATOS-LEÓN R,et al.,2015. Effectiveness of physical activity interventions on preventing gestational diabetes mellitus and excessive maternal weight gain: a meta-analysis[J].BJOG,122(9):1167-1174.

[2] MAGRO-MALOSSO ER, SACCONE G, DI TOMMASO M,et al., 2017b. Exercise during pregnancy and risk of gestational hypertensive disorders: a systematic review and meta- analysis[J].Acta Obstet Gynecol Scand,96(8):921-931.

[3] AWAD MA,HASANIN ME,TAHA MM,et al.,2019.Effect of stretching exercises versus autogenic training on preeclampsia[J].J Exerc Rehabil,15(1):109-113.

[4] MITTELMARK R A,GARDIN S K,1991.Historical perspectives[J]. Exercise in preganancy, 1(2):1-8.

[5] MUNRO KERR J M，JOHNSTONE R W，MILES H, et al.,1955.Historical review of British obstetrics and gynecology[J].The American Journal of the Medical Sciences，230(1):1121-1130.

[6] BRIEND A,1980.Maternal physical activity,birth weight and perinatal mortality[J].Medical Hypotheses,11 (6):1157-1170.

[7] ROSS AR,1949.Prenatal Care[J].J Natl Med Assoc,41(2):86.

[8] STERNFELD B,1997.Physical activity and pregnancy outcome:Review and Sports recommendations[J]. Med,23(1):33-47.

[9] CLAPP JF 3RD,1990.The course of labor after endurance exercise during pregnancy[J]. Am J Obstet Gynecol,163(6 Pt 1):1799-1805.

[10] DIEZ P, WATSON ED, SATTLER MC,et al.,2016.The influence of physical activity during pregnancy on maternal,fetal or infant heart rate variability: a systematic review[J]. BMC Pregnancy Childbirth, 16(1):1-15.

[11] SKOW RJ, KING EC,STEINBACK CD,et al.,2017.The influence of prenatal exercise and preeclampsia on maternal vascular function[J].Clin Sci (Lond), 131(17):2223-2240.

[12] BISSON M, TREMBLAY F,ST-ONGE O,et al.,2017.Influence of maternal physical activity on infant's body composition[J].Pediatr Obes,12 (1):38-46.

[13] MØLLER UK, STREYM S,MOSEKILDE L,et al.,2013.Changes in calcitropic hormones, bone markers and insulin-like growth factor I (IGF-I) during pregnancy and postpartum: a controlled cohort study[J].Osteoporos Int,24(4):1307-1320.

[14] ÁLVAREZ-BUENO C,CAVERO-REDONDO I,SÁNCHEZ-LÓPEZ M, et al., 2018. Pregnancy leisure physical activity and children's neuro-development: a narrative review[J].BJOG, 125(10):1235-1242.

[15] PURDY GM, JAMES MA,WAKEFIELD PK,et al.,2019. Maternal cardioautonomic responses during and following exercise throughout pregnancy[J].Appl Physiol Nutr Metab, 44(3): 263-270.

[16] MCAULEY SE, JENSEN D, MCGRATH MJ,et al.,2005.Effects of human pregnancy and aerobic conditioning on alveolar gas exchange during exercise[J].Can J Physiol Pharmacol, 83(7):625-633.

[17]PHATAK MS, KURHADE GA,2003.A longitudinal study of antenatal changes in lung function tests and importance of postpartum exercises in their recovery[J].Indian J Physiol Pharmacol, 47(3):352-356.

[18] BILODEAU JF, BISSON M,LAROSE J,et al.,2019.Physical fitness is associated with prostaglandin F2α isomers during pregnancy[J]. Prostaglandins Leukot Essent Fatty Acids,9(145):7-14.

[19] GILBERT JS,2017.From apelin to exercise: emerging therapies for management of hypertension in pregnancy[J].Hypertens Res,40(6):519-525.

[20] AUNE D, SAUGSTAD OD, HENRIKSEN T,et al.,2014.Physical activity and the risk of preeclampsia: a systematic review and meta-analysis[J]. Epidemiology,25(3):331-343.

[21] NAKAGAKI A，INAMI T, MINOURA T.et al.,2016.Differences in autonomic neural activity during exercise between the second and third trimesters of pregnancy[J].J Obstet Gynaecol Res,42(8):951-959.

[22] KINSER PA, PAULI J, JALLO N, et al.,2017.Physical Activity and Yoga-Based Approaches for Pregnancy-Related Low Back and Pelvic Pain[J].J Obstet Gynecol Neonatal Nurs, 46(3): 334-346.

[23] HAAKSTAD LA, BØ K,2015.Effect of a regular exercise programme on pelvic girdle and low back pain in previously inactive pregnant women: A randomized controlled trial[J].J Rehabil Med,47(3):229-234.

[24] OKTAVIANI I,2018.Pilates workouts can reduce pain in pregnant women[J].Complement Ther Clin Pract,31(5):349-351.

[25] 林微，2019. 孕妇瑜伽提高初产妇自然分娩的效果分析 [J]. 实用临床护

理学杂志 (电子版),11(11):84.

[26] 姚晓燕，2018. 孕期普拉提训练对初产妇分娩状况的影响 [J]. 循证护理 ,12(12):1131-1134.

[27] SPENCER L, ROLLO M, HAUCK Y,et al.,2015.The effect of weight management interventions that include a diet component on weight-related outcomes in pregnant and postpartum women: a systematic review protocol[J].JBI Database System Rev Implement Rep,13(1):88-98.

[28] DRAKE AJ, REYNOLDS RM,2010.Impact of maternal obesity on offspring obesity and cardiometabolic disease risk[J].Reproduction,140(3):387-98.

[29] WATERLAND RA, GARZA C,1999.Potential mechanisms of metabolic imprinting that lead to chronic disease[J].Am J Clin Nutr,69(2):179-197.

[30] THANGARATINAM S, ROGOZIŃSKA E, GLINKOWSKI S,et al.,2012. Interventions to reduce or prevent obesity in pregnant women: a systematic review[J].Health Technol Assess, 16(31):1-191.

[31] HILL B,SKOUTERIS H,FULLER-TYSZKIEWICZ M,2013. Interventions designed to limit gestational weight gain: a systematic review of theory and meta-analysis of intervention components[J].Obes Rev, 14(6):435-450.

[32] HUI AL, BACK L, LUDWIG S,et al.,2014.Effects of lifestyle intervention on dietary intake, physical activity level, and gestational weight gain in pregnant women with different pre-pregnancy Body Mass Index in a randomized control trial[J].BMC Pregnancy Childbirth,24(14):331-339.

[33] NASCIMENTO SL, SURITA FG,PARPINELLI MÂ,et al.,2011.The effect of an antenatal physical exercise programme on maternal/perinatal outcomes and quality of life in overweight and obese pregnant women: a randomised clinical trial[J].BJOG,118(12):1455-1463.

[34] TINIUS R A，CAHILL A G，CADE W T，2017.Origins in the womb：potential role of the physical therapist in modulating the deleterious effects of obesity on maternal and offspring health through movement promotion and prescription during pregnancy［J］PhysTher，97(1):114-123.

[35] MOURTAKOS SP, TAMBALIS KD,PANAGIOTAKOS DB,et al.,2015. Maternal lifestyle characteristics during pregnancy, and the risk of obesity in the offspring: a study of 5,125 children[J].BMC Pregnancy Childbirth,3(15):66-71.

[36] MATTRAN K, MUDD LM, RUDEY RA, et al., 2011.Leisure-time physical activity during pregnancy and offspring size at 18 to 24 months[J]. J Phys Act Health,8(5):655- 662.

[37] DASILVA SG, RICARDO LI, EVENSON KR,et al.,2017.Leisure-Time Physical Activity in Pregnancy and Maternal-Child Health: A Systematic Review and Meta-Analysis of Randomized Controlled Trials and

Cohort Studies[J].Sports Med,47(2):295-317.

[38] EHRLICH SF, HEDDERSON MM, BROWN SD,et al.,2017.Moderate intensity sports and exercise is associated with glycaemic control in women with gestational diabetes[J].Diabetes Metab, 43(5): 416-423.

[39] NGUYEN CL, PHAM NM, LEE AH,et al.,2018.Physical activity during pregnancy is associated with a lower prevalence of gestational diabetes mellitus in Vietnam[J]. Acta Diabetol, 55(9): 955-962.

[40] MAGRO-MALOSSO ER, SACCONE G,DIMASCIO D,et al.,2017a. Exercise during pregnancy and risk of preterm birth in overweight and obese women: a systematic review and meta-analysis of randomized controlled trials[J].Acta Obstet Gynecol Scand,96(3):263-273.

[41] SAIYIN T,ENGINEER A,GRECO ER,et al.,2019.Maternal voluntary exercise mitigates oxidative stress and incidence of congenital heart defects in pre-gestational diabetes[J].J Cell Mol Med，23(8):5553-5565.

[42] 解冰洁，郭朋鸽，彭婷婷，等，2016. 孕前 BMI 及孕期体育活动与妊娠期糖尿病的关系 [J]. 中华疾病控制杂志，20(4):362-365.

[43] SKOUTERIS H, MORRIS H, NAGLE C, et al.,2014.Behavior modification techniques used to prevent gestational diabetes: a systematic review of the literature[J].Curr Diab Rep.14(4):480.

[44] 郭金妹，2014. 妊娠期高血压疾病发病高危因素分析 [J]. 中外医学研究 .12(35)：109-111.

[45] BERHAN Y，BERHAN A,2014.Causes of maternal mortality in Ethiopia: A significant decline in abortion related death[J].Ethiop J Health Sci,24 Suppl: 15-28.

[46] MARK B. BADROV, SUN YOUNG PARK, JEUNG-KI YOO,et al.,2019.Role of Corin in Blood Pressure Regulation in Normotensive and Hypertensive Pregnancy A Prospective Study[J] Hypertension,73(2):432-439.

[47] 余冰清，周进平，缪慧玉，2019. 不同运动强度对老年单纯收缩期高血压患者血管功能的影响 [J]. 中国老年学杂志 ,1(39):319-323.

[48] GARNÆS KK, MØRKVED S,SALVESEN Ø,et al.,2016.Exercise Training and Weight Gain in Obese Pregnant Women: A Randomized Controlled Trial (ETIP Trial)s[J].PLoS Med,13(7):e1002079.

[49] 刘新华，易念华，游川，等，2016. 运动干预对孕妇身心健康状况影响的研究 [J] 中国体育科技 ,52(1):60-67.

[50] MARSHALL SA, HANNAN NJ, JELINIC M,et al.,2018.Animal models of preeclampsia: translational failings and why[J].Am J Physiol Regul Integr Comp Physiol,314(4):R499-R508.

[51] 李笑天，2019. 妊娠期高血压疾病再认识及其防治策略 [J]. 上海医学，

42(6):344-346.

[52] CARTER JB, BANISTER EW, BLABER AP,2003.Effect of endurance exercise on autonomic control of heart rate[J].Sports Med,33(1):33-46.

[53] SORENSEN TK, WILLIAMS MA,LEE IM,et al.,2003.Recreational physical activity during pregnancy and risk of preeclampsia[J]. Hypertension,41(6):1273-1280.

[54] MOTIVALA SJ, SOLLERS J, THAYER J, et al.,2006.Tai Chi Chih acutely decreases sympathetic nervous system activity in older adults[J].J Gerontol A Biol Sci Med Sci,61(11): 1177-1180.

[55] YEO S, DAVIDGE S, RONIS DL,et al.,2008.A comparison of walking versus stretching exercises to reduce the incidence of preeclampsia: a randomized clinical trial[J]. Hypertens Pregnancy, 27(2):113-130.

[56] KRAMER MS, MCDONALD SW,2006.Aerobic exercise for women during pregnancy[J]. Cochrane Database Syst Rev, 7(3):161-180.

[57] DI MASCIO D, MAGRO-MALOSSO ER, SACCONE G,et al.,2016.Exercise during pregnancy in normal-weight women and risk of preterm birth: a systematic review and meta-analysis of randomized controlled trials[J]. Am J Obstet Gynecol, 215(5):561-571.

[58] KAHN M, ROBIEN K, DIPIETRO L,2016.Maternal Leisure-time Physical Activity and Risk of Preterm Birth: A Systematic Review of the Literature[J]. J Phys Act Health,13(7):796-807.

[59] SANABRIA-MARTINEZ G, GARCIA-HERMOSO A, POYATOS-LEON R,et al.,2016.Effects of Exercise-Based Interventions on Neonatal Outcomes: A Meta-Analysis of Randomized Controlled Trials[J]. American journal of health promotion: AJHP, 30(4):214-223.

[60] 雷凌瑞，2019.膳食营养和有氧运动干预对孕妇妊娠结局影响的研究 [D]. 兰州大学.

[61] KIRSTI KROHN GARNÆS,SIRI ANN NYRNES,KJELL ÅSMUND SALVESEN,et al, 2017. Effect of supervised exercise training during pregnancy on neonatal and maternal outcomes among overweight and obese women. Secondary analyses of the ETIP trial: A randomised controlled trial[J].PLoS One,12(3): e0173937.

[62] EGELAND GM, TELL GS, NÆSS Ø,et al.,2017.Association between pregravid physical activity and family history of stroke and risk of stillbirth: population-based cohort study[J].BMJ Open, 7(8):e017034.

[63] HILDE G, ESKILD A, OWE KM,et al.,2017.Exercise in pregnancy: an association with placental weight?[J].Am J Obstet Gynecol,216(2):168.e1-168.e9.

[64] POYATOS-LEON R, GARCIA-HERMOSO A, SANABRIA-MARTINEZ

G,et al.,2015.Effects of exercise during pregnancy on mode of delivery: a
meta-analysis[J]. Acta Obstet Gynecol Scand, 94(10): 1039-1047.

[65] OWE KM, NYSTAD W, STIGUM H, et al.,2016.Exercise during pregnancy
and risk of cesarean delivery in nulliparous women: a large population-based
cohort study[J]. Am J Obstet Gynecol,215 (6):791.e1-e13.

[66] ERDELYI GJ,1962.Gynecological survey of female athletes[J].J Sports Med
Phys Fitness,3(2):174-179.

[67] HALL DC, KAUFMANN DA,1987.Effects of aerobic and
strength conditioning on pregnancy outcomes[J].Am J Obstet
Gynecol,157(5):1199-1203.

[68] MIO TAKAMI ID, AKIKO TSUCHIDA,TAKAMORI A,et.al.,2018.
Effects of physical activity during pregnancy on preterm delivery and mode
of delivery: The Japan Environment and Children's Study, birth cohort
study[J].PLoS One,13(10):e0206160.

[69] BOVBJERG ML, SIEGA-RIZ AM,2009.Exercise during pregnancy
and cesarean delivery: North Carolina PRAMS, 2004-2005[J].
Birth,36(3):200-207.

[70] STAFNE SN, SALVESEN KA, ROMUNDSTAD PR,et al.,2012.Regular
exercise during pregnancy to prevent gestational diabetes: a randomized
controlled trial[J].Obstet Gynecol,119 (1):29-36.

[71] CHEN CH, TZENG YL, YING TH,et al.,2017.The Relationship Among
Physical Activity During the Third Trimester, Maternal Pre-Pregnancy Body
Mass Index, Gestational Weight Gain, and Pregnancy Outcomes[J].Hu Li Za
Zhi,64(1):80-89.

[72] JENNIFER TINLOY, D.O., CYNTHIA H. CHUANG,et al.,2014.Exercise
during pregnancy and risk of late preterm birth, cesarean delivery, and
hospitalizations[J].Womens Health Issues, 24(1):e99-e104.

[73] DOMENJOZ I, KAYSER B, BOULVAIN M,2014.Effect of physical activity
during pregnancy on mode of delivery[J]. Am J Obstet Gynecol,211(4):401.
e1-11.

[74] AMEZCUA-PRIETO C,OLMEDO-REQUENA R,JIMENEZMEJIAS E,
et al., 2013.Changes in leisure time physical activity during pregnancy
compared to the prior year[J]. Matern Child Health J,17(4):632-638.

[75] SANTOS PC, ABREU S, MOREIRA C,et al.,2014.Impact of compliance
with different guidelines on physical activity during pregnancy and perceived
barriers to leisure physical activity[J]. J Sports Sci,32(14):1398-1408.

[76] MARCELA CID , MARCELO GONZÁLEZ,2016.Potential benefits of
physical activity during pregnancy for the reduction of gestational diabetes
prevalence and oxidative stress[J].Early Human Development,3(94):57-62.

[77] SAVVAKI D,GOULIS DG,et al.,2018.Guidelines for exercise during normal pregnancy and gestational diabetes: a review of international recommendations[J].Hormones (Athens), 17(4): 521-529.

[78] COOPER DB, YANG L,2019.Pregnancy And Exercise StatPearls[J]. [Internet]. Treasure Island (FL): StatPearls Publishing,17(2):1-7.

[79] 美国运动医学学会，2019.ACSM运动测定与运动处方指南(第10版)[M]. 王正珍主译. 北京：北京体育大学出版社：186-194.

[80] EVENSON KR, BARAKAT R, BROWN WJ, et al.,2014.Guidelines for physical activity during pregnancy: comparisons from around the world[J]. Am J Lifestyle Med,8(2):102-121.

[81] AMERICAN COLLEGE OF SPORTS MEDICINEPESCATELLO L,ARENA R, RIEBE D,et al., 2014.Exercise prescription for healthy populations with special considerations and environmental considerations. ACSM′s Guidelines for Exercise Testing and Prescription[J]. Baltimore, MD: Lippincott Williams &Wilkins,194-200.

[82] DAMM P,KLEMMENSEN A,CLAUSEN T et al,2008.Physical activity and pregnancy. http://www.dsog.dk/sandbjerg/080130%20Sandbjerg-Motion-Graviditet-final2.pdf,Sandbjerg.Accessed September 9, 2018.

[83] SPORTS MEDICINE AUSTRALIA,2002.SMA statement: the benefits and risks of exercise during pregnancy[J]. J Sci Med Sport 5(1):11-19.

[84] DAVIES G, WOLFE LA, MOTTOLA MF, et al.,2003.Joint SOGC/CSEP Clinical Practice Guideline: exercise in pregnancy and the postpartum period[J].Can J Appl PhysiolJun, 28(3): 330-341.

[85]MOTTOLA MF,2016.Components of Exercise Prescription and Pregnancy[J]. Clinical Obstetrics and Gynecology,59(3):552-558.

[86] ACOG COMMITTEE OBSTETRIC PRACTICE,2015.ACOG Committee Opinion. Number 650, Physical activity and exercise during pregnancy and the postpartum period[J]. Obstet Gynecol,126(6):e135-e142.

[87] HAYMAN M，SHORT C，STANTON R，et al.，2015. Confusion surrounds physical activity prescription for pregnant women ［J］Health Promot J Aust，6(26)：163-164.

[88] BARAKAT R, VARGAS M, BRIK M.et al.,2018.Does Exercise During Pregnancy Affect Placental Weight? A Randomized Clinical Trial[J]. Eval Health Prof.41(3):400-414.

[89] WHITE E，PIVARNIK J，PFEIFFER K，2014. Resistance training during pregnancy and perinatal outcomes[J]J Phys Act Health，11(6): 1141-1148

[90] HINMAN SK, SMITH K, QUILLEN DM, et al.,2015.Exercise in pregnancy: a clinical review[J]. Sports Health,7(6):527-531.

[91] 谭嘉，2017. 人民健康网 - 体医融合大有可为 [EB/OL].http://health.

people.com.cn/n1/2017/ 0414/ c14739-29210923.html

[92] 王浩明，2019. 中华人民共和国中央人民政府网 – 体医融合，从这张纸开始 [EB/OL]. http:// www.gov.cn/zhengce/2019-09/24/content_5432673. htm.